Herbert Steffny
Ulrich Pramann

Fit for Run

südwest

Inhalt

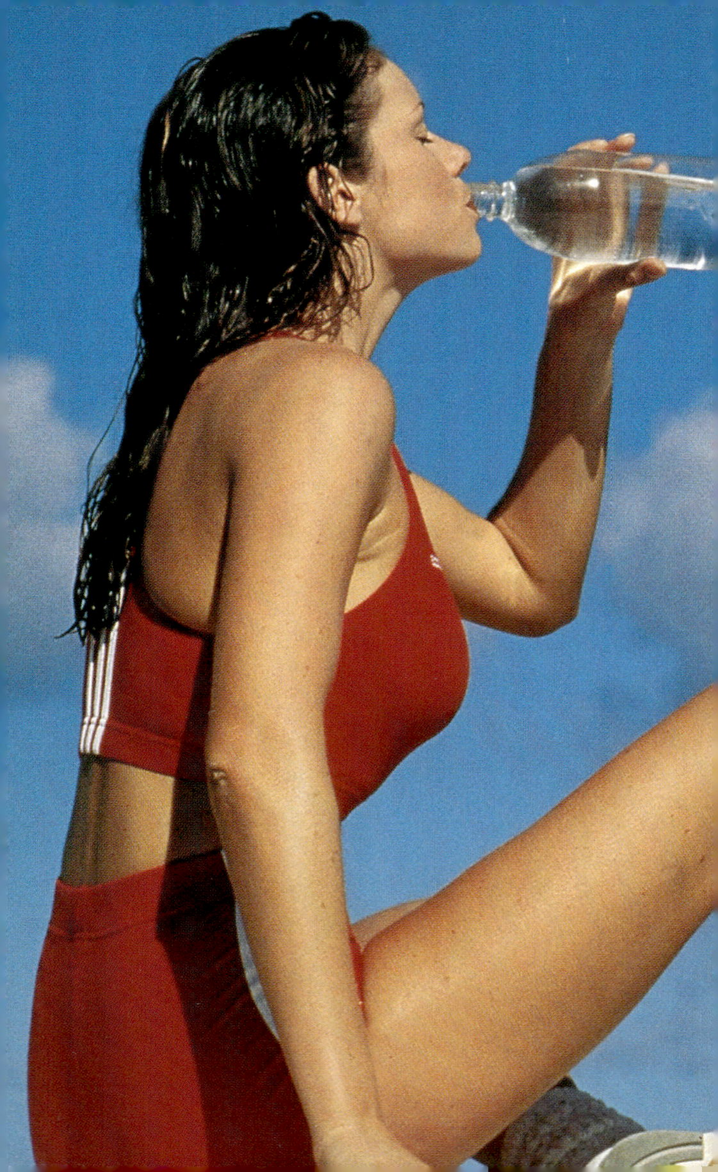

Laufen macht rundum fit

Beweg dich! Immer mehr Menschen erkennen den engen Zusammenhang zwischen Bewegung, Gesundheit und Gut-drauf-Sein. Und wenn sie es nicht oder noch nicht selbst erleben – viele, sehr viele glauben jetzt immerhin, was sie da Gutes übers Laufen hören: dass Laufen für dramatische Veränderungen sorgen und das körperliche und seelische Wohlbefinden stabilisieren kann. Dass Laufen nicht nur fit und schlank, sondern auch frischer und lebenslustiger macht. Dass durch Laufen vieles leichter fällt. Und das Schönste daran: Laufen ist so einfach.

Es ist aber nur dann einfach, wenn Sie wissen, wie es richtig geht. Es lohnt sich, die Spielregeln dieses Allroundsports genauer kennen zu lernen, denn Sie gewinnen mehr Gesundheit und Gelassenheit, neue Stärke und Lebensqualität. Und Sie vermeiden unnötige Verletzungen. Gewusst wie – dann macht Laufen besonderen Spaß.

Warum Laufen so gesund ist

Durch Laufen kräftigen Sie Ihren Körper. Aber nicht nur. Das Wohlgefühl verzinst sich auf wunderbare Weise. Für viele Hobby- und Profiläufer ist dieser Sport inzwischen nicht mehr aus ihrem Leben wegzudenken. Er hat sie geradezu süchtig gemacht. Aber es stimmt ja auch: Was beim und durch das Laufen mit dem Körper passiert, hat auch enorm positive Auswirkungen auf Geist und Seele.

Fitness für Körper und Seele

Laufen stärkt Herz und Kreislauf

Unsere »Pumpe«, also das Herz, ist der Schlüssel zu Gesundheit und Fitness. Dieser Muskel kann natürlich trainiert werden, z. B. durch regelmäßiges Laufen. Die Wirkungen:

- Zunahme des Herzvolumens
- Abnahme des Ruhepulses
- Abnahme des Blutdrucks
- Ökonomischere Herzarbeit
- Raschere Regeneration
- Mehr rote Blutkörperchen für den Sauerstofftransport
- Schlagkräftigere Immunzellen, um Eindringlinge zu bekämpfen
- Verbesserte Durchblutung
- Höhere Elastizität der Gefäße
- Mehr fettverbrennende Enzyme

Den Herzmuskel entlasten

Das etwa faustgroße Herz schlägt in Ruhe 70- bis 80-mal in der Minute. Bei 75-mal pro Minute sind das 4500-mal pro Stunde, über 100 000-mal am Tag, ca. 40-millionenmal im Jahr – ohne körperliche Belastung. Folglich muss das Herz in 70 Lebensjahren mindestens drei Milliarden Pumpvorgänge leisten.
Durch regelmäßiges Lauftraining verringert sich der Ruhepuls um etwa 20 auf 55 Schläge pro Minute. Das bedeutet: Das Herz spart sich rund 30 000 Schläge, Tag für Tag. Das wären im Jahr rund zehn Millionen weniger. Weniger Verschleiß und längere Lebensdauer sind die Folgen.

Laufen stärkt die Muskeln

Ein trainierter Körper produziert, im Vergleich zu einem untrainierten, mehr Blut – bis zu zwei Liter. Darüber hinaus bildet der trainierte Körper mehr Kapillaren (kleinste Blutgefäße), die den

Muskeln das Blut zuführen. Die Durchblutung verbessert sich um bis zu 40 Prozent. Das alles bedeutet eine bessere Versorgung des Organismus mit Sauerstoff und Energie in Form von Nährstoffen. Die Konsequenzen:

- Zunahme des Durchmessers der langsam zuckenden Muskelfasern (für die Ausdauerleistung)
- Mehr Zellkraftwerke (Mitochondrien) und Enzyme für die Sauerstoffverwertung
- Verbesserte Speicherkapazität für Sauerstoff (Myoglobin) und Kohlenhydrate (Glykogen)

Laufen macht schlank

Wer Gewicht verlieren will, muss Muskeln aufbauen. Leider baut sich spätestens ab Mitte 30 Muskelmasse ab. Wie viele Kalorien Sie durch Muskelarbeit verbrennen, hängt von Ihrem Stoffwechsel ab. Vor allem stimuliert Bewegung den Stoffwechsel. Beim Training ist der Stoffwechsel höher, Kalorien werden schneller verbrannt. Hinzu kommt der so genannte Afterburn – eine Nachbrennphase. Noch Stunden nach intensivem Training bleibt der Stoffwechsel angeregt, der Grundumsatz an Kalorien ist sehr deutlich erhöht. Vorsicht: Je höher Ihr Lauftempo, umso mehr werden Kohlenhydrate verbrannt. Sie nehmen erst nennenswert durch Laufen ab, wenn Sie in den Fettstoffwechsel kommen. Das bedeutet: Langsames, aber langes Laufen rückt den Fettpolstern auf die Pelle.

Eine simple Regel: Ihr Kalorienverbrauch pro Kilometer ist (in Zahlen) so groß wie Ihr Körpergewicht. Wenn Sie also 70 Kilogramm wiegen, verbrennen Sie bei einem Zehn-Kilometer-Lauf 700 Kilokalorien. Deutlich abnehmen können Sie, wenn Sie Ihr Trainingspensum auf eineinhalb bis zwei Stunden verlängern. So werden Kohlenhydratvorräte entleert und schließlich die Fettspeicher angegriffen. Allerdings: Lange Distanzen setzen längere Lauferfahrung und einen guten Trainingszustand voraus.

Laufen verbessert die Denkfähigkeit

Wenn wir unseren Körper belasten, nimmt die Blut- und Sauerstoffzufuhr zum Gehirn um bis zu 25 Prozent zu. Wie positiv sich das auswirkt, wissen Läufer. Sie sind wacher, aufnahmefähiger und haben einen klareren Kopf. Teilweise liegt das sicher auch am rhythmischen Gleichmaß der Bewegungen und am Ungestörtsein. Fest steht: Während eines Trainingslaufs lässt es sich besser denken. Laufen verbessert noch im Alter Gedächtnis, Lernvermögen und Kreativität, weil bei moderatem Laufen auch der Anteil des Stimmungshormons Serotonin im Gehirn steigt.

Laufen stabilisiert das Immunsystem

Wenn der Stoffwechsel intakt ist, weiß sich der Körper besser zu wehren und ist weniger anfällig. Laufen – in der richtigen Dosis – ist ein idealer Schutz gegen Erkältungen. Mäßiges, ruhiges Ausdauertraining stimuliert nachweislich das Immunsystem, zu viel Training kann es schwächen. Ab 95 Trainingskilometer pro Woche steigt die winterliche Anfälligkeit für Erkältungen sprunghaft an. Zusätzliche Stärkung für die Abwehrkräfte: ausgewogene Ernährung, ausreichend Schlaf, weniger Stress und Übertraining vermeiden.

Laufen für guten Schlaf

Acht, neun, zehn Stunden konzentrierter Schreibtisch- oder Computerarbeit lassen Körper

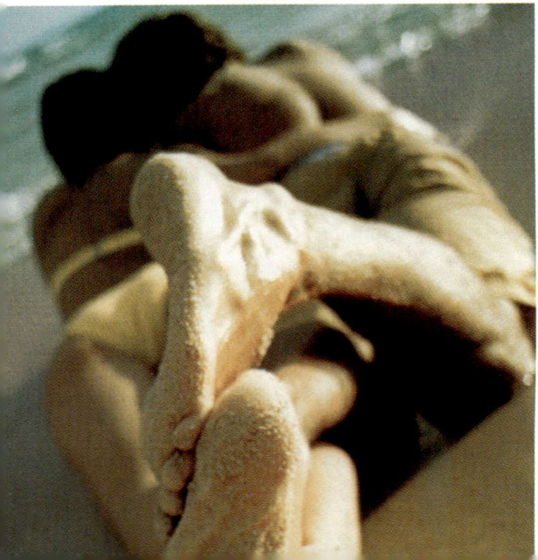

Dass regelmäßiges Lauftraining den sexuellen Appetit steigert, ist inzwischen sogar wissenschaftlich erwiesen – wenn das kein Grund ist, sich auf die Beine zu machen…?

und Seele verkrampfen. Durchs Laufen lassen sich solche Spannungen lösen. Denn es findet eine körperliche Regulation über den Stoffwechsel statt: bessere Durchblutung, mehr Sauerstoff im System. Während des Arbeitstags werden Gehirn und Nerven einseitig gefordert. Sportliche Betätigung sorgt für Balance. Dadurch werden Stresshormone abgebaut. Man wird ruhiger. Die natürliche Reaktion des Körpers nach Anstrengungen: Er will sich erholen – gesunde Müdigkeit stellt sich ein.
Diese wohltuende Wirkung beginnt besonders nach der neunten Woche (bei dreimal 20 bis 30 Minuten Lauftraining). Nach 18 Wochen ist der Erfolg richtig spürbar. Noch eine Einschränkung: Nicht mehr spät abends powern, wenn der Körper gemäß seiner biologischen Uhr hormonell bereits aufs Zubettgehen eingestellt ist. Die optimale Zeit fürs Training ist bis ca. 19 Uhr.

Laufen steigert die Lust

»Wer lang läuft, kann auch länger.« Wirklich? Seriöse Studien haben erwiesen: Es existiert ein enger Zusammenhang zwischen Freizeitsport und sexuellem Verlangen. Bei Teilnehmern eines Laufprogramms steigerte sich die Lust auf Sex erheblich. Die Gründe:

- Erhöhte Stoffwechseltätigkeit
- Mehr Ausdauer
- Bessere Regeneration
- Mehr Körpergefühl, knackigere Formen
- Mehr Selbstsicherheit

Das gilt allerdings nur für normale Läufer. Bei Intensivläufern, also Freaks, die wöchentlich 100 Kilometer und mehr abspulen, läuft dann nicht mehr viel.

Laufen für das seelische Gleichgewicht

»Seelisches Gleichgewicht« ist das häufigste Motiv, warum Menschen laufen. Lebensfreude und Selbstwertgefühl steigen. Gleichzeitig klingen Angst- und Depressionszustände ab. Die meisten Läufer fühlen sich nach dem Laufen froh, ausgeglichen, entspannt – einfach unglaublich wohl.

Der Runner's High

Manchmal glaubst du, gleich hebst du ab. So leicht läuft es sich, so mühelos, so selbstverständlich. Du fühlst dich stark, elastisch, leicht und frisch. Du müsstest eigentlich müde sein. Aber du bist wie berauscht von deinem Lauf. Du erlebst gerade den Runner's High.

- Für den Laufrausch sind Endorphine verantwortlich, die der Körper in Extremsituationen produziert. Sie haben Ähnlichkeit mit dem Rauschstoff Morphin (griech. endo = innerlich). Diese Substanz befreit in kleinster Dosis von Schmerzen, schützt vor Stress und erzeugt zusätzlich eine Art Glückszustand.
- Endorphine werden bei langen Läufen (nach etwa einer Stunde) in langsamem Tempo und bei kurzen, aber sehr intensiven Läufen freigesetzt.

Die Formen des Lauftrainings

Regenerativer Dauerlauf

Das Jogging ist die ruhigste From des Dauerlaufs bei etwa 65 Prozent des Maximalpulses. Ideal für die Regeneration nach hartem Training oder Wettkämpfen. Dauer: mindestens 30 Minuten.

Normaler Dauerlauf

Er liegt bei ca. 75 Prozent des Maximalpulses und ist Bestandteil des gesundheitsorientierten Trainings. Ideal zum Fettverbrennen und Kilometersammeln. Dauer: 30 Minuten bis mehrere Stunden.

Tempodauerlauf

Er liegt bei ca. 85 Prozent des Maximalpulses. Er ist flott, locker und entspannt. Fett- und Kohlenhydratstoffwechsel werden optimal trainiert. Risiko: etwas zu hohes Tempo, was zur Übersäuerung führt. Distanz: ca. 5 bis 20 Kilometer.

Intervalltraining und Wiederholungsläufe

Klassisches Tempotraining, bei dem z. B. das geplante Wettkampftempo in Teilabschnitten mit (Trab-)Pausen dazwischen zurückgelegt wird. Die Intensität dieses Trainings wird durch Anzahl der Wiederholungen, Art und Länge der Pausen variiert.

Fahrtspiel

Unterschiedliche Abschnitte werden je nach Geländebeschaffenheit, Körpergefühl und Laune verschieden schnell oder langsam gelaufen. Auch Slalomlaufen um Bäume, Hindernisseüberspringen u. Ä. gehören dazu.

Crescendo

Ein Steigerungslauf in der fortgeschrittenen Trainingsphase: Vom normalen Dauerlauftempo ausgehend, wird stufenweise die Geschwindigkeit in gleichmäßigen Abschnitten bis hin zum Wettkampftempo gesteigert. Anschließend wenigstens zehn Minuten Auslaufen.

Hügel- und Berglauf

Laufen in hügeligem oder bergigem Gelände mit natürlichen Schritt- und Rhythmuswechseln für Kraft und Ausdauer. Als Alternativen bieten sich an: Treppen oder höhere Brücken hinauflaufen oder im Fitnessstudio auf einem Laufband mit Steigung trainieren.

Zehn gute Gründe für das Laufen

1. Laufen ist gesund – und das wirkungsvollste Training für Ihr Herz-Kreislauf-System. Sie können schon in wenigen Monaten Ihren Fitnesszustand deutlich verbessern.

2. Laufen ist leicht. Sie können Ihren Stil schnell verbessern, um effektiver zu laufen. Außerdem müssen Sie sich kaum teure Ausrüstung anschaffen.

3. Laufen ist jederzeit und überall möglich. Der Fitnesssport Laufen macht Sie unabhängig von Sportanlagen.

4. Laufen ist eine simple Methode, Stress abzubauen. Mit wenig Aufwand (schon 30 Minuten genügen) können Sie nach einem Arbeitstag viel für Ihre Entspannung tun.

5. Laufen ist die ideale Methode zur Gewichtskontrolle. Bei kaum einer anderen sportlichen Aktivität verbrennen Sie in derselben Zeit ähnlich viele Kalorien.

6. Laufen ist wie eine Medizin, die das Wohlbefinden, aber auch das Selbstbewusstsein und das Körpergefühl stärkt.

7. Laufen ist besser als jedes Schlafmittel. Sie werden auf natürliche Art angenehm bettschwer.

8. Laufen ist gut für die Lust. Regelmäßiges Laufen stärkt den sexuellen Appetit und die Liebesfähigkeit.

9. Laufen ist in jedem Lebensabschnitt möglich. Sie sind nie zu alt, um mit dem Laufen zu beginnen und ein regelmäßiges Training auszuüben.

10. Laufen ist der beste Fitnesssport, um sich biologisch jung und dynamisch zu halten. Wer regelmäßig läuft, kann 20 Jahre lang 40 bleiben.

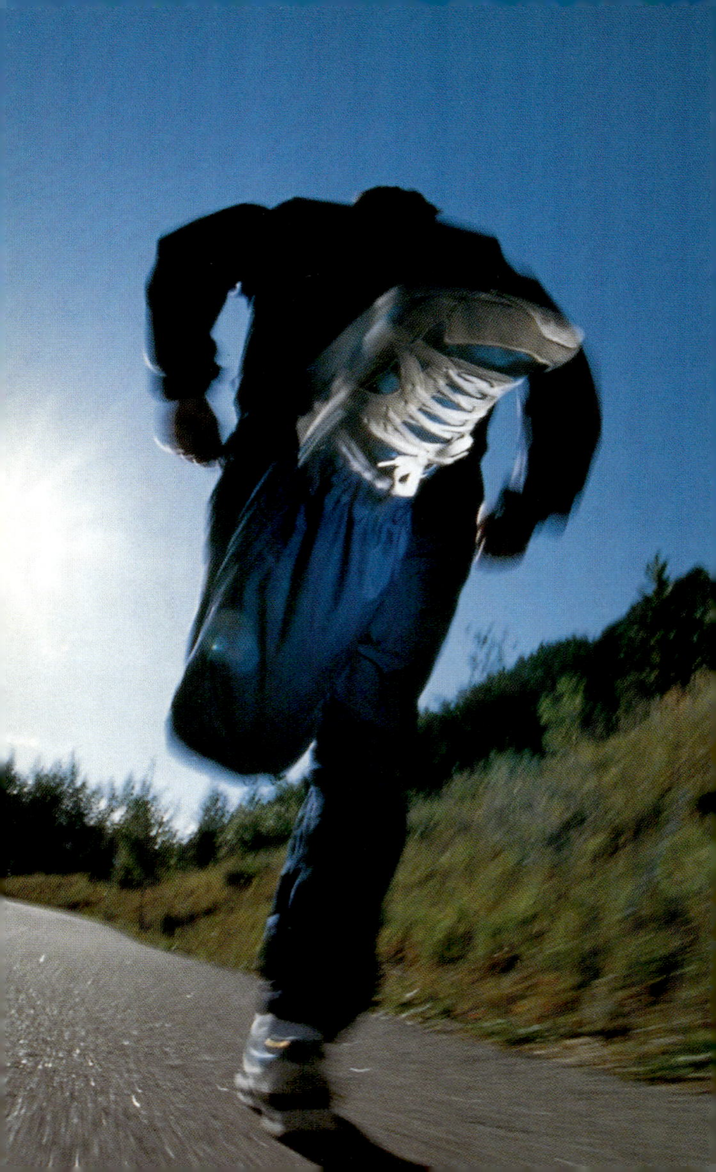

Perfektes Lauftraining

Laufen ist leicht? Das sagt sich so leicht. Aber es stimmt: Wenn es erst einmal läuft, ist Laufen wirklich ganz einfach. Leider stimmt auch folgende Binsenweisheit: Aller Anfang ist schwer. Wenn Sie Laufanfänger sind oder längere Zeit mit dem Lauftraining ausgesetzt haben, sollten Sie sich zunächst auf eine kleine Durststrecke einstellen, mehr oder weniger mühselige Trainingstage, ehe Sie erste Erfolge sehen. Erst nach zwei, drei Monaten fällt Laufen leichter und macht dann auch so richtig Spaß.

Mit dem richtigen Aufbau Ihrer Trainingspläne, der optimalen Lauftechnik und ein bisschen Know-how rund um die biologischen Abläufe beim Laufen werden Sie Ihr Ziel bald erreichen: mehr Fitness für Körper, Geist und Seele.

Der eigene Trainer werden

Laufen ist leicht – das sagt sich so einfach, aber es stimmt. Trotzdem: Aller Anfang ist zunächst schwer. Anlaufschwierigkeiten sind auch hier normal. Aber wenn es erst einmal läuft, wenn der Motor erst einmal in Schwung ist, ist Laufen wirklich nicht mehr schwer.

So kommen Sie richtig in die Gänge

Wenn Sie Laufanfänger sind oder längere Zeit mit dem Lauftraining ausgesetzt haben, sollten Sie sich auf eine kleine Durststrecke einstellen, mehr oder weniger mühselige Trainingstage, ehe Sie erste Erfolge sehen. Viele sind schon gescheitert, weil sie in viel zu kurzer Zeit viel zu viel erreichen wollten und/oder weil sie anfangs viel zu schnell gelaufen sind. Also bitte Geduld!

- Stellen Sie sich auf langsame Fortschritte ein. Erst nach zwei, drei Monaten fällt Laufen leichter, ja sogar leicht – und dann macht es richtig Spaß.
- Geben Sie dem Körper die nötige Zeit, um fit zu werden.
- Beginnen Sie als Laufanfänger ganz gemächlich – mit flotterem Gehen und Laufen.
- Laufen Sie anfangs extrem langsam, so langsam Sie können.
- Wenn Sie außer Atem sind, unterbrechen Sie den Lauf, und gehen Sie dann eine Strecke.

Aller Anfang ist schwer

Überlasten Sie den Körper nicht, sonst verlieren Sie schnell die Lust. Es ist ganz in Ordnung, wenn Ihre Muskulatur am Anfang leicht schmerzt. Wenn Sie die Anstrengung spüren, wissen Sie, dass der Trainingseffekt einsetzt. Betrachten Sie Ihre muskuläre Müdigkeit also als Beweis, dass Sie auf einem guten Weg sind – zu mehr Fitness. Geben Sie Ihrem Körper vor allem Zeit zur Erholung. Sie werden sich schon bald an die Belastung gewöhnen. Das ist eine gesunde Basis, dem Körper nach und nach eine etwas höhere Belastung zuzumuten.

Der sportmedizinische Check-up

- Wenn Sie über 35 Jahre alt sind und/oder Ihre körperliche Belastbarkeit nicht einschätzen können, sollten Sie besser zum

Arzt gehen. Lassen Sie, um unnötige Risiken zu vermeiden, einen Gesundheitscheck (Arztgespräch, EKG, Blutdruckmessung, Belastungstest) machen.

- Wenn Sie über 35 Jahre alt sind, gehört eine allgemeine ärztliche Untersuchung ohnehin zum Service der Krankenkasse.

Die Einsteigerdistanz

Beginnen Sie bescheiden. Sie müssen anfangs keine halbe Stunde laufen. Es muss nicht mal ein viertelstündiger Dauerlauf sein. Lassen Sie sich nicht von anderen unter Druck setzen, und setzen Sie sich vor allem selbst nicht unter Druck.

So überwinden Sie die Anfangsschwierigkeiten

- Gehen Sie am Anfang einfach nur zehn Minuten flott, ehe Sie mit dem Laufen beginnen. Das hilft, um überhaupt erst mal in Gang zu kommen und den Kreislauf in Schwung zu bringen.
- Wählen Sie für Ihre ersten Trainingseinheiten eine (flache) Strecke, auf der Sie ungestört sind. Da müssen Sie keine Lästereien ertragen, und die Versuchung ist geringer, sich zu überlasten.
- Belasten Sie zwei Stunden vor dem Training den Magen nicht mehr mit schwerer Kost. Trinken Sie vorher Mineralwasser oder Apfelschorle.
- Laufen Sie zunächst langsamer, als Sie sich vorgenommen haben.
- Laufen Sie zunächst eine kürzere Strecke als geplant.
- Vermeiden Sie den typischen Anfängerfehler, beim Laufen zu große Schritte zu machen. Kurze Schritte sind weniger anstrengend.
- Verabreden Sie sich, wenn möglich, mit einem Gleichgesinnten, der auf einem ähnlichen Niveau läuft. Gemeinsam läuft es sich leichter. Vielleicht gibt es in Ihrer Nähe sogar einen der rund 2000 Lauftreffs.
- Legen Sie Ihre Lauftermine für die Woche fest. Lassen Sie keine Ausreden zu. Machen Sie aus Ihrem Trainingslauf eine feste Gewohnheit, damit Sie sich nicht jedes Mal neu überwinden müssen.
- Tauschen Sie mit anderen Lauferfahrungen aus. Das erhöht nicht nur Ihre Motivation, Sie lernen sicher auch aus den Fehlern anderer – und aus Ihren eigenen.
- Lernen Sie, Ihr großes Ziel in kleinen Schritten anzugehen. Die wichtigsten Tugenden dafür sind Geduld, Beharrlichkeit und eine vernünftige Steigerung des Pensums.

Wichtig ist nur, dass Sie Ihr Ziel nicht aus den Augen verlieren: Schritt für Schritt zum Erfolg. Für jede Trainingseinheit gilt:

- Wärmen Sie sich immer auf, bevor Sie loslaufen. Gehen Sie fünf Minuten in flottem Tempo.
- Gehen Sie es ruhig an. Geben Sie sich Zeit. (Den Trainingsplan für Laufeinsteiger finden Sie auf Seite 37.)
- Fügen Sie Ihrem Training immer eine Cool-down-Phase an. Laufen Sie die letzten drei Minuten langsam aus.

Wenn es mal nicht so läuft

Sie sollten sich auf jeder Trainingsstufe wohl fühlen, bevor Sie das Pensum erhöhen. Wenn es auf einem bestimmten Niveau schwierig wird, verlängern Sie Ihr Programm um eine Woche. Nach ein paar Wochen werden Sie feststellen, dass Ihnen das Training immer leichter fällt. Aber lassen Sie sich nicht verleiten, jetzt schneller zu laufen. Das wäre ein Fehler. Es ist viel besser, jetzt länger zu laufen.

Das Lauftempo

Noch einmal: Laufen Sie langsam! Die meisten, Anfänger wie Fortgeschrittene, laufen zu schnell. Das bringt keineswegs rasch Ausdauerfitness und verbrennt schnell Fett – leider ein weit verbreiteter Irrtum. Das Gegenteil ist richtig: Langsames Laufen, längere Strecken und langfristige Planung – nur das bringt Erfolg.
Der Puls zeigt Ihnen dabei den richtigen Weg. Das ideale Tempo ist das, bei dem Sie sich noch gut unterhalten können (»Laufen ohne zu schnaufen«). Jeder hat dafür seinen individuellen, optimalen Herzfrequenzbereich.

Die richtige Herzfrequenz

Sie sollten vor allem drei Formen des Pulses kennen: Ruhepuls, Maximalpuls (maximale Herzfrequenz, HFmax) und Belastungspuls. Sie geben objektive und aufschlussreiche Informationen.

Der Ruhepuls Sie können den Ruhepuls ganz leicht vorne seitlich am Hals oder an der Handgelenkinnenseite mit dem Zeige- und Mittelfinger ertasten. Messen Sie Ihren Ruhepuls am besten morgens vor dem Aufstehen. Zählen Sie 15 Sekunden lang die Pulsschläge, multiplizieren Sie diese Zahl mit vier – das Ergebnis ist Ihr Ruhepuls.

Der Maximalpuls HFmax Je mehr wir uns anstrengen, desto mehr Sauerstoff brauchen die Muskeln, um die nötige Energie zu erzeugen. Also muss das Herz mehr Blut pumpen – es schlägt schneller. Der Puls steigt.

- HFmax ist erreicht, wenn Sie sich bis zur Belastungsgrenze anstrengen, Ihnen sprichwörtlich das Herz bis zum Hals schlägt. Diese Art der Belastung sollte allerdings nur kurzfristig sein.
- Faustformel zur Berechnung von HFmax: 220 minus Lebensalter. Gesunde Sportler können ihren individuellen Maximalpuls noch genauer ermitteln, wenn sie am Ende einer vollen Belastung, z. B. nach einem Berglauf oder einem harten 1000-Meter-Lauf, ihren Puls messen.

Der Belastungspuls Er ist der wichtigste Wert für Sie. Wenn Sie effektiv, also mit der richtigen Intensität trainieren wollen, müssen Sie Ihren idealen Trainingspuls kennen. Nur wenn Sie mit ihm laufen, stellen sich die erwünschten Trainingseffekte ein. Der für Sie optimale Belastungspuls ist erreicht, wenn Sie feststellen können, dass der Puls spürbar erhöht ist, aber nicht rast. Trotz der Anstrengung beim Laufen sollten Sie sich weiter unterhalten können. Das sind natürlich nur grobe Anhaltspunkte.

- Faustregel für den Normalfall: 220 minus Lebensalter ergibt HFmax (für Männer); 226 minus Lebensalter ergibt HFmax (für Frauen).

Sie sollten mindestens 65 Prozent dieses Werts erreichen, damit das Training etwas bringt, sollten aber 85 Prozent nicht übersteigen, damit Sie sich nicht überlasten.

Eine komliziertere, aber präzisere Formel lautet:

- Für Untrainierte: Ruhepuls + (220 – 3/4 Alter – Ruhepuls) x Faktor 0,6
- Für mäßig Trainierte: Ruhepuls + (220 – 3/4 Alter – Ruhepuls) x Faktor 0,65
- Für Ausdauertrainierte: Ruhepuls + (220 – 3/4 Alter – Ruhepuls) x Faktor 0,7
- Für Leistungssportler: Ruhepuls + (220 – 3/4 Alter – Ruhepuls) x Faktor 0,75

Um den optimalen Fettverbrennungspuls zu ermitteln, müssen Sie die errechneten Werte noch jeweils um fünf bis zehn Pulsschläge pro Minute reduzieren.

Trainingsplanung – gewusst wie

Einer sinnvollen Trainingsplanung liegen einige allgemeine Trainingsprinzipien zugrunde.

Wirksamer Trainingsreiz

Trainingsreize müssen eine bestimmte Reizschwelle überschreiten, um eine Anpassung hervorzurufen. Unterschwellige Reize bleiben wirkungslos, zu starke Reize zerstören Strukturen und Funktionen.

Progressive Steigerung

Nach erfolgter Trainingsanpassung verschiebt sich auch die Reizschwelle. Die Belastung sollte allmählich gesteigert werden. Sinnvoll ist die Reihenfolge:

- Erst Erhöhung der Häufigkeit des Trainings
- Dann Verlängerung der Dauer der Einheiten
- Zuletzt Steigerung des Tempos

Variation der Belastung

Bei ständig gleichartiger Belastung steigert sich die Leistung nicht. Das sympathische vegetative Nervensystem stumpft ab. Variable Trainingsreize sorgen für eine ständig neue Stimulationslage und eine wirkungsvollere Überlagerung der Belastungs- und Regenerationsprozesse.

Wiederholung und Dauer

Trainingsreize müssen mehrfach über einen längeren Zeitraum wiederholt werden, um eine stabile und optimale Anpassung zu erzielen. Während sich Stoffwechselparameter wie Enzyme schnell verbessern, brauchen Strukturen wie Kapillaren und Sehnen Monate bis Jahre.

Belastung und Erholung

Ohne Erholung ist Training nicht wirksam. Der nächste gleichartig gelagerte Reiz sollte erst nach einer verbesserten Wiederherstellung (Superkompensation) erfolgen. Erfolgt der Reiz zu früh, können Abnahme des Leistungsniveaus und Übertraining die Folgen sein.

Periodisierung und Zyklisierung

Wettkampforientierte Läufer können nicht das ganze Jahr über Höchstleistungen erbringen. Auf eine Vorbereitungs- wird eine Wettkampf- und danach eine Übergangsperiode verminderten Trainings folgen.

Jede dieser manchmal monatelangen Phasen wird wiederum in kürzere Abschnitte unterteilt.

Individualität und Alter

Jeder Mensch ist körperlich und motorisch, aber auch im Temperament und Intellekt verschieden und reagiert anders auf Trainingsreize. In bestimmten Altersphasen ist man besonders lernfähig für bestimmte Eigenschaften, z. B. Koordination und Schnelligkeit in der Jugend. Das muss bei der Trainingsplanung berücksichtigt werden.

Verstärkte Spezialisierung

Radrennfahrer, Schwimmer und Läufer haben alle ein gut funktionierendes Lungen- und Herz-Kreislauf-System. Eine gute Anpassung der Grundlagenausdauer kann man sich in allen Ausdauersportarten erwerben, nicht aber die spezielle Ausdauer von Muskeln, die nur bei einer Sportart besonders eingesetzt werden. Die Anteile dieses wettkampfspezifischen Trainings und die Einübung der sportartbezogenen Technik und Taktik nehmen nach dem Grundlagentraining im Aufbau- und Wettkampftraining entsprechend zu.

So können Sie sich steigern

Man unterscheidet in der Trainingslehre je nach motorischer Beanspruchung fünf Fähigkeiten, die ineinander greifen:

- Koordination: Sie ist Voraussetzung für ein optimales, ökonomisches Zusammenspiel zwischen dem Nervensystem und den für den Bewegungsablauf notwendigen Muskelgruppen. Koordination wird schon in frühester Kindheit gelernt und im motorischen Gedächtnis gespeichert.
- Beweglichkeit: Die willkürliche Beweglichkeit in einem Gelenk wird durch Muskulatur, Sehnen und den Bandapparat bestimmt. Der natürliche Abbau der Beweglichkeit (Altern) kann durch Dehnungsübungen aufgehalten werden.
- Kraft: Die Kraftentwicklung ist für Langstreckenläufer eher nebensächlich. Sie geht im Wesentlichen mit der Dicke und Vermehrung spezieller Muskelfasern einher, was die Ausdauerfähigkeit sogar beeinträchtigen kann. Kraftausdauer steht zwischen Kraft und Ausdauer und spielt für Läufer beim Training der Rumpfmuskulatur und beim

Berg-, Hindernis- oder Crosslauf eine wichtige Rolle.

- Schnelligkeit: Die Schnelligkeit beruht im Wesentlichen auf Kraftzuwachs, Verbesserung der schnellen Energiesysteme und der Koordination des Nerv-Muskel-Zusammenspiels. Schnelligkeit geht im Alter früher als die Ausdauer verloren und ist auch nicht mehr so gut trainierbar. Schnelligkeitstraining ist verletzungsanfälliger, da mit hohen Intensitäten geübt wird.
- Ausdauer: Beim Laufsport steht Ausdauertraining im Vordergrund. Ausdauer ist die Widerstandsfähigkeit gegenüber Ermüdung, also eine Leistung über einen möglichst langen Zeitraum aufrechterhalten zu können. Neben psychischen Faktoren sind insbesondere die Anpassungen im Energiestoffwechsel entscheidend. Schnelle Regeneration ist ebenfalls Zeichen einer guten Ausdauer.

Optimale Rahmenbedingungen schaffen

Wer irgendwann mehr will als Fitnesslaufen, wer an Wettkämpfen teilnehmen möchte und nach persönlichen Bestzeiten strebt, der sollte wissen, wie solche Leistungen entstehen. Dreimal Jogging wöchentlich lässt sich auch in eine 40-Stunden-Arbeitswoche einplanen. Wer für sich aber das Maximale herausholen will, der muss alle Rahmenbedingungen optimieren.

Ausdauerbegriffe

- Aerobe und anaerobe Ausdauer nach der Energiebereitstellung: Die Energie wird überwiegend mit bzw. ohne Sauerstoff bereitgestellt
- Allgemeine oder lokale Ausdauer nach Muskulatureinsatz: Größere (mehr als ein Sechstel) oder kleinere (weniger als ein Sechstel) Anteile der Muskulatur werden eingesetzt
- Kurz-, Mittel-, Langzeitausdauer gemäß dem Zeitfaktor: Wettkampfdauer unter zwei Minuten, zwei bis zehn Minuten oder mehr als zehn Minuten
- Statische oder dynamische Ausdauer nach der Arbeitsweise: Muskeln leisten Halte- oder Bewegungsarbeit
- Grundlagen- oder spezielle Ausdauer nach der Spezifität: sportartunabhängig (beispielsweise Herz oder Lunge) oder sportartspezifisch

Training Training ist neben Talent der wichtigste Faktor beim Laufsport. Wer meint, mit ganz wenig Aufwand einen guten Marathon laufen zu können, wird garantiert scheitern. Um Ausdauerleistung zu bringen, braucht man viele Trainingskilometer und die wettkampfspezifische richtige Mischung aus Umfang und Intensität. Eine ruhige Trainingseinheit kann bei müden Beinen die beste Trainingsqualität darstellen. Für einen Marathonläufer sind viele lockere Trainingskilometer viel wichtiger als intensive Intervalleinheiten.

Regeneration Jedes Training ist nur so gut, wie es vor- und nachbereitet wird. Wer vor einem wichtigen Wettkampf nicht genügend ruht, kann sein volles Potenzial nicht erreichen. Wer beim Training so viel Intensität hineinstopft, dass der Körper mit den Anpassungsprozessen nicht mehr nachkommt, betreibt Raubbau statt Aufbau.

Ernährung Eine ausgewogene, fettärmere, vollwertige Ernährung mit einer hohen Nährstoffdichte an Vitaminen, Mineralstoffen und Spurenelementen, genügender Flüssigkeitszufuhr, Kohlenhydraten und hochwertigen Eiweißkombinationen legt den Grundstein für eine schnelle Regeneration. Ein optimales Wettkampfgewicht ohne überflüssige Pfunde fördert zudem die Leistung.

Material Der Schuh ist mit Abstand der wichtigste Ausrüstungsgegenstand. Er ist nicht nur die Bindung zwischen sportlicher Leistungsfähigkeit und Untergrund, sondern schützt auch vor Verletzungen (siehe dazu Seite 82f.) Ohne Uhr lassen sich schwerlich Zwischenzeiten herausstoppen. Wer im Sommer zu warm angezogen ist, schwitzt bei einem Wettkampf zu viel Wasser aus.

Technik und Laufstil Zugegeben, es gab Olympiasieger mit relativ schlechtem Laufstil. Die gröbsten Fehler sollten aber korrigiert werden. Häufig ist ein schlechter Laufstil eine Folge von gymnastischen Defiziten.

Taktik Gleichmäßiger Krafteinsatz ist der Schlüssel zu guten Zeiten. Das Erfolgsrezept für

Weltrekorde, »gleichmäßiges Tempo«, gilt auch für Volksläufer. Zur Renntaktik gehört auch Planungsarbeit: sorgfältige Streckenkenntnis, durchdachte Verpflegung bis hin zu taktischen Raffinessen, wie sich z. B. bei Gegenwind in Gruppen zu verstecken oder den Gegner durch zermürbende Zwischenspurts psychisch unter Druck zu setzen.

Kurs und Wetter Auf einem bergigen Kurs, auf Kopfsteinpflaster, bei heißem oder windig kaltem Wetter lassen sich kaum Bestzeiten erzielen. Bei der Planung sollte man dies berücksichtigen. Bestzeiten erzielt man eher im Frühling oder Herbst bei kühler Witterung auf schnellen Kursen.

Motivation Sie müssen an sich glauben. Wer in der zweiten Hälfte des Rennens keine Antwort auf die Frage: »Warum das alles?« weiß, hat verloren. Im Training sollte man immer wieder seine Vision durchspielen, sich im Rennen laufen sehen, sich richtig »heiß« machen: »Ja, ich will es! Ich schaffe den ersten Marathon, das wäre doch gelacht!«, oder: »Meinen Rivalen packe ich beim nächsten Mal!«

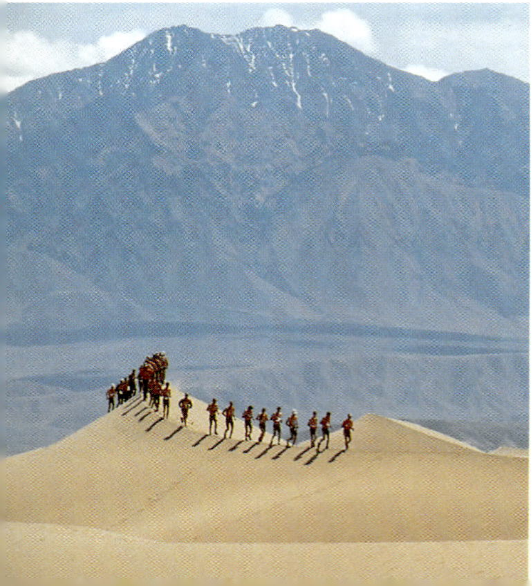

Laufen kann man wirklich bei jedem Wetter –wenn die Kleidung stimmt. Allerdings sollte man unter Extrembedingungen auf seine Gesundheit achten und nicht auf die zu erzielenden Zeiten.

Soziales Umfeld Während Laufprofis von ihrem Arbeitgeber oft großzügig zum Training freigestellt werden, muss der Hobbyläufer seine Trainingsstunden mühsam von der knappen Freizeit abzwacken. Jeder muss für sich selbst herausfinden, wie viel Trainingszeit einzuplanen und zusätzliche Belastung sinnvoll neben stressigem Arbeitsalltag und den Anforderungen der Familie ist.

Gesundheit Nur wer gesund ist, kann eine optimale Leistung erzielen. Wer Fieber hat, gehört ins Bett. Eine chronische, unerkannte Zahnentzündung kann das Leistungsniveau erheblich senken. Wer übertrainiert ist, bekommt vielleicht kurz vor dem Wettkampf eine Grippe, weil sein Immunsystem geschwächt ist. Wer an Verletzungen laboriert, sollte sich überlegen, ob er durch Pausieren nicht mehr Zeit gewinnt. Später, wenn die Verletzung erst chronisch geworden ist, wird man es bereuen, nicht frühzeitig aufgehört zu haben. Für die Gesundheit muss man auch mal einen Wettkampf verschieben oder ausfallen lassen können.

Lebensalter Für ältere Läufer ist es wichtig zu akzeptieren, dass jedes Lebensjahr im Marathon einige Minuten kostet. Intensives Training wird orthopädisch immer riskanter. Die Altersklasseneinteilungen machen es aber leichter, zumindest in seiner Altersgruppe noch relative Erfolge zu erzielen. Wer allerdings erst mit 50 Jahren einsteigt, hat gute Karten, noch fünf Jahre lang immer besser zu werden, da sein Körper diese Zeit benötigt, um sich überhaupt erst anzupassen.

Talent Talent ist mit Sicherheit der wichtigste Faktor im Leistungssport. Aber ohne Trainingsfleiß kommt auch ein Spitzenläufer nicht zum Erfolg. Ein Beispiel für die genetische Ausprägung des Talents ist die unterschiedliche Muskelfaserzusammensetzung bei Sprintern oder Langstrecklern. Der hohe Anteil an so genannten ST-Muskelfasern bei Elitelangstreckenläufern ist eine Ursache dafür, dass ein Lauftalent »aus der Hose heraus«, d. h. ohne viel Training, Zeiten erzielen kann, die die meisten trotz viel Fleiß nie erreichen werden.

So laufen Sie am besten

Laufen ist für den Menschen die ursprünglichste Bewegungsform, und wir kommen barfuß auf die Welt. Daran sollten Sie denken, wenn Sie Ihren Laufstil verbessern wollen. Achten Sie mal darauf, wie der natürliche Bewegungsablauf ist, wenn Sie barfuß laufen.

Die natürliche Bewegung – flüssig und rund

Unser natürlicher Bewegungsablauf ist nicht so, dass wir mit jedem Schritt plump aufprallen – mit der Ferse als Puffer. Instinktiv fängt unser Körper die großen Kräfte ab (immerhin das Zwei- bis Vierfache unseres Körpergewichts – je nach Tempo). Mit Hilfe der Bindegewebepolster im Fersenbereich, der Einwärtsdrehung bei der Landung (Pronation), der Beinmuskulatur des Sprung-, Knie- und Hüftgelenks wird jeder Schritt gedämpft und abgefedert. Und das geht so:

- Aufsetzen: Während der Landephase berührt der Fuß den Boden normalerweise hinten außen. Gebeugtes Hüft-, Knie- und oberes Sprunggelenk dienen bei vorgespannter Beinmuskulatur als Federungselemente.
- Stützphase: Kurzfristig wird der ganze Fuß aufgesetzt und geht dann in die Abrollphase über.
- Abdrücken: Die Abstoßbewegung läuft über den Mittelfuß und über den Großzehenballen ab.

Eine wichtige Rolle spielt der Körperschwerpunkt. Er liegt leicht vor der Hüfte. Während Sie laufen, bewegt sich der Körperschwerpunkt nicht nur nach vorne, sondern auch ständig auf und ab (Schwebephase/Stützphase). Ein flüssiger Laufstil, nicht »springen«, sollte Ziel der Bemühungen sein. Er kostet weniger Energie, weil sich Ihr Körperschwerpunkt dann nur minimal auf und ab bewegt.

Je nach Strecke ändert sich der Laufstil

Was ist orthopädisch besser, was ist besonders ökonomisch, was bringt am schnellsten voran? Sollen Sie über die Ferse abrollen? Oder ist es besser mit dem Vorfuß zu landen? Es kommt ganz darauf an, was Sie vorhaben.

- Fersenlauf: Häufigster Laufstil für längere Strecken. Der Fuß setzt mit dem Fersenaußenrand am Boden auf, knickt dann leicht nach innen, bis die ganze Sohle aufliegt, und rollt schließlich über den Großzehenballen ab, während er sich gleichzeitig abdrückt.

- Ballenlauf (Vorfußlauf): So laufen vor allem Sprinter. Außerdem ist das der natürliche Laufstil, wenn wir barfuß laufen. Aufprall im Bereich des Großzehenballens. Dann folgt eine kurzfristige Aufsetzbewegung des Mittelfußes bis zur Ferse, schließlich das Abstoßen über den Großzehenballen.

Der Kompromiss – Laufen auf dem Mittelfuß

Eine längere Distanz oder gar ein Marathonlauf auf dem Ballen zu laufen, wäre viel zu kraftraubend. Allerdings: Inzwischen laufen immer mehr leichtgewichtige afrikanische Weltklasseathleten so. Wer auf den Ballen tänzelt, hat auch häufiger mit Achillessehnen und muskulären Verletzungen zu kämpfen. Auch wenn Sie extrem über die Ferse laufen, können Sie sich Probleme einhandeln – mit Knochen und Gelenken. Ein guter Kompromiss für Jogger und Hobbyläufer – wie die meisten von uns – ist deshalb der Mittelfußlauf.

- Mittelfußlauf: Die ganze Sohlenfläche wird fast gleichzeitig auf den Boden gesetzt. Mit nicht zu steilem Winkel tippen Sie nur kurz außen über die Ferse und rollen ab – als liefen Sie barfuß.

Die richtige Schrittlänge

- Es geht nicht um möglichst große, raumgreifende Schritte. Im Gegenteil: Bei vielen Läufern ist der Laufschritt zu lang. Sie vergeuden unnötig Energie, weil der Fuß zu weit vor dem Körperschwerpunkt aufsetzt und den Schwung abbremst, der gerade durch die Vorwärtsbewegung entsteht. Für jeden Schritt muss also unnötig Kraft fürs Abstoßen aufgebracht werden.

- Die optimale Schrittlänge: wenn der Fuß knapp vor der Körperachse, also genau unter Ihrem Körperschwerpunkt, aufsetzt. Dafür ist ein gutes Gefühl für die Koordination wichtig.
- Das können Sie auf natürliche Weise im Gelände trainieren, wenn Sie gelegentlich im Wald oder querfeldein über Stock und Stein laufen. Dabei wird der Schritt auch automatisch kürzer. Die Schrittlänge hängt allerdings auch von den individuellen Hebelverhältnissen ab.

Die Arme richtig bewegen

Die Arme sollen eine Hilfe beim Laufen sein. Schlecht, wenn Sie die Arme kaum oder nur wenig einsetzen. Denn mit effektiven Armbewegungen können Sie die Arbeit der Beine, also die Vorwärtsbewegung, erheblich unterstützen. Eine einfache Rechnung: je ökonomischer Ihre Bewegungen, umso geringer der Energieverbrauch, umso größer Ihre Leistungsfähigkeit.

- Die Arme sollen leicht angewinkelt sein und parallel zum – nicht vor dem – Körper schwingen. Ober- und Unterarme bilden einen rechten Winkel.
- Die Hände sollen leicht geöffnet sein, Handrücken zeigen nach außen, der Daumen ist oben. Keine Faust, das kostet unnötig Kraft.
- Die Schulter und der Nacken sind entspannt und nicht aktiv an der Bewegung beteiligt.
- Korrigieren Sie Ihre Armbewegung bewusst. Gewinnen Sie langsam ein Gefühl dafür, sonst könnten Sie verkrampfen.

Richtig atmen

Von wegen durch den Mund oder durch die Nase, im Dreier- oder Vierertakt ein- und ausatmen – starre Vorgaben darüber sind Quatsch. Sie können sich darauf verlassen: Ihr Organismus regelt den Sauerstoffbedarf ganz automatisch, die Atmung passt sich dem Schrittrhythmus an, bei Anstrengung holt er sich schon die nötige Portion Luft – durch schnelleres Atmen.

Intensives Ausatmen Sie sollten ganz bewusst auf tiefes, vollständiges Ausatmen achten. Dadurch vergrößern Sie die Vitalkapazität Ihrer Lunge, also die maximal nutzbare Luftmenge. Je kräftiger Sie ausatmen, umso tiefer werden Sie anschließend wieder einatmen. Durch zu flaches Atmen (Brustatmung) verhindern Sie einen vollständigen Luftaustausch in Ihrer Lunge. Optimal versorgt wird Ihr Organismus nur durch die Bauchatmung (Zwerchfellatmung). Die können Sie trainieren.

Übung für zu Hause Legen Sie sich flach auf den Rücken. Legen Sie ein Buch auf den Bauch. Nun versuchen Sie, das Buch beim Einatmen zu heben, beim Ausatmen zu senken. Es ist gar nicht schwer, diese Erfahrung beim Laufen umzusetzen.

Problemlos über die Runden kommen

Vor und nach dem Lauf

- Aufwärmen: Bevor Sie Ihren Körper stärker belasten, sollten Sie sanft seine Betriebstemperatur erhöhen. Leistungssportler laufen sich vor Wettkämpfen und Training gründlich ein, um Muskulatur und Organismus auf Höchstleistungen vorzubereiten. So weit sind Sie noch nicht. Vor Ihrem Lauftraining ist spezielles Aufwärmen nicht nötig. Aber powern Sie nicht gleich los. Drosseln Sie in den ersten Minuten ganz bewusst Ihr Tempo, und laufen Sie noch langsamer als gewöhnlich.
- Auslaufen: Bitte zum Schluss keinen Endspurt und dann abrupt die Belastung beenden. Drosseln Sie am Ende des Trainings noch mal das Tempo, so dass sich der Kreislauf allmählich normalisieren kann. Am besten: die letzten Minuten des Trainingslaufs ausgehen. Dabei kräftig ein- und ausatmen.

Muskelkater

Der Muskelkater ist ein Muskelschmerz, der ein, zwei Tage nach einer neuartigen Belastung auftritt – ein natürliches Signal des Körpers, wenn er noch Anpassungsschwierigkeiten hat. Für den Muskelkater sind kleinste Verletzungen in der Muskulatur verantwortlich, wenn die Muskeln diese Belastung noch nicht gewohnt waren. Er dauert meist drei, vier Tage. Leichter Muskelkater ist unangenehm, aber nicht weiter schlimm. Durchblutungsfördernde Maßnahmen helfen:

- Warme Bäder
- Saunabaden
- Leichtes Stretching
- Zur aktiven Erholung betont langsam (nur mit 50-prozentiger Intensität) laufen

Starker Muskelkater sollte grundsätzlich vermieden werden. Er ist ein Zeichen von Überlastung und ungenügender Vorbereitung. Am besten lassen Sie es gar nicht erst so weit kommen.
Vorbeugung:

- Regelmäßiges Stretching
- Planmäßiger Trainingsaufbau
- Überlastungen vermeiden

Seitenstechen

- Bei unerfahrenen Läufern provoziert meist ein zu hohes Anfangstempo das Seitenstechen. Vermutlich ist das Zwerchfell dann noch nicht genügend durchblutet und schlecht mit Sauerstoff versorgt.

- Manchmal sind nur Blähungen oder ein voller Magen Schuld. Durch die Erschütterungen beim Laufen wird an den »Aufhängungen« der Verdauungsorgane, die am Zwerchfell befestigt sind, gezerrt, und sie wehren sich dann mit Schmerzen.

Das können Sie tun:

- Laufen Sie deutlich langsamer.
- Machen Sie so lange eine Pause, bis die Schmerzen völlig abgeklungen sind.
- Drücken Sie mit der Hand in die schmerzende Stelle im Bauch, lassen Sie synchron mit dem Ausatmen los.

Vorbeugung:

- Das Training nach reichhaltigen Mahlzeiten um zwei, drei Stunden verschieben
- Langsames Anfangstempo
- Tempo vorsichtig steigern
- Sehr kontrolliert atmen
- Die Bauchatmung beherzigen
- Die Bauchmuskeln kräftigen

Wie Sie Anlaufschwierigkeiten begegnen

Ihre mentale Einstellung zum Laufen ist sehr wichtig. Haben Sie Geduld, besonders am Anfang. Erwarten Sie nicht gleich Wunderdinge. Es dauert eine Weile, bis sich Körper und Persönlichkeit ans Laufen gewöhnt haben. Als Einsteiger sollten Sie respektieren, dass anfangs – und auch später noch – gewisse Schmerzen vollkommen normal sind. Schmerzen haben auch ihre guten Seiten: Sie fühlen dadurch intensiv Ihren Körper, und Sie lernen, Ihren Körper auf eine ganz neue Art und Weise zu schätzen. So lernen Sie laufend, Ihren Körper zu lieben.

Vorsicht vor Überlastungen

Der Körper wird beim Laufen erheblich beansprucht, er kann aber nur ein bestimmtes Maß an Beanspruchung verkraften. Die Grenze ist individuell unterschiedlich. Sie hängt von Alter, Umfang und Intensität des Trainingspensums, der Anatomie des »Fahrgestells«, dem Anteil des Körperfetts, der Wahl der richtigen Laufschuhe und dem allgemeinen Trainingszustand des Läufers ab. Jedes Jahr muss die Hälfte aller Läufer ihr Trainingsprogramm unfreiwillig unterbrechen – wegen Verletzungen.

Darauf sollten Sie beim Lauftraining achten

Das ist falsch	Das ist richtig
Mangelndes Aufwärmen	Einen Kaltstart vermeiden
Zu schnell laufen	Ruhiger Dauerlauf ist die Basis für Klasse
Pensum zu schnell steigern	Mit Geduld aufbauen – Schritt für Schritt
Unrealistische Ziele setzen	Nicht mit dem Kopf durch die Wand, wenn die Beine (noch) nicht wollen
Nach längerer Laufpause (älter als 35) kein Ärztecheck	Termin beim Sportmediziner
Zu unregelmäßig laufen	Regelmäßig trainieren, Trainingstagebuch führen
Mit schlechten oder alten Schuhen laufen	Die Schuhe sind wichtigster Teil der Ausrüstung
Ungeduldiger Trainingsaufbau	Trainingsprinzip: Erst den Keller, dann das Dach
Mangelnde Regeneration	Das Training ist nur so gut wie die Erholung
Die Körpersignale missachten	Höre auf deine Beine, und achte auf den Puls
Immer auf derselben Strecke im gleichen Trott trainieren	Abwechslung! Monotonie führt zu Stagnation
Starken Muskelkater ignorieren	Sie haben zu hart trainiert, mal ruhiger angehen lassen
Keine Gymnastik, kein Ausgleichssport	Nachher Stretching/kräftigen; nur Laufen ist zu einseitig
Sich durch/beim Laufen unter Stress setzen	Fitnesssport ist Aufbau, nicht Raubbau am Körper
Bei Verletzungen weiter trainieren	Körpersignale beachten, Training reduzieren/aussetzen
Bei Fieber (Infekt) laufen	Ins Bett legen

Verletzungen vermeiden

- Das Training richtig dosieren
- Auf die Signale des Körpers hören
- Dem Körper genügend Zeit zur Erholung geben
- Ausgekühlter Muskulatur nicht plötzlich große Leistung abverlangen
- Den Körper vor Überbeanspruchung bewahren
- Regelmäßig Gymnastik durchführen
- Optimale Schuhe tragen
- Bei Dunkelheit, auf Schnee und Eis umsichtig und mit passender Ausrüstung laufen

Richtiges Trainingspensum

Zu viel, zu oft, zu schnell – das sind die Trainingsfehler, die am häufigsten zu Verletzungen führen. Bei Laufeinsteigern ist das Verletzungsrisiko größer als bei Fortgeschrittenen. Besonders die ersten Monate sind kritisch, weil der Körper noch nicht an die Belastungen gewöhnt ist. Also: Das Trainingsprogramm vorsichtig aufbauen. Das gilt besonders nach einer Verletzungspause. Steigen Sie mit halber Kraft wieder ein – reduzieren Sie Ihre Trainingsbelastung auf etwa 50 Prozent. Auch, wenn Sie für längere Zeit ausgesetzt haben, z. B. im Winter. Vernünftige Regel: Trainingspensum pro Woche um höchstens zehn Prozent steigern.

Schmerzsignale

Schmerzen sind eine natürliche Reaktion des Körpers. Sie sind immer ein verlässliches Warnzeichen, dass etwas nicht stimmt. Vermutlich verkraftet der Körper eine Belastung nicht, er bittet so um Ruhe und Schonung.
Sie sollten solche Signale immer ernst nehmen. Fragen Sie sich selbstkritisch: »Habe ich falsch trainiert?« Laufen Sie auf keinen Fall gegen einen Schmerz an. Selbst Muskelkater sollten Sie nicht einfach ignorieren. Treten Sie vorübergehend etwas kürzer. Wenn Sie heftige Schmerzen spüren, sollten Sie sich umgehend von einem Sportarzt untersuchen lassen.

Überlastungen vermeiden

Wenn Sie sich lustlos fühlen, schon vor dem Laufen erschöpft sind oder ein Stechen in den Muskeln spüren – lassen Sie es langsam angehen. Und reduzieren Sie Ihr Laufpensum:

- Bei Hitze (über 28 °C)
- Bei Kälte (unter –10 °C)

- Bei hoher Luftfeuchtigkeit (über 80 bis 85 Prozent)
- Bei erheblichem Schlafdefizit
- Bei beruflich starkem Stress
- Nach großem Alkoholkonsum
- Bei starken Muskelschmerzen

Das Lauftraining unbedingt unterbrechen bzw. gar nicht erst beginnen:

- Wenn Sie beim Atmen ungewohnt auffällig keuchen oder unter Atemnot leiden
- Wenn Sie sehr müde sind
- Wenn Sie im Gesicht blass sind oder blaue Lippen haben
- Wenn Sie Schmerzen an Gelenken oder Sehnen haben
- Wenn es über dem Brustbein schmerzt
- Wenn Sie ungewohnte Signale wie übermäßiges Schwitzen oder ein Schwindelgefühl spüren
- Wenn Sie Fieber haben

Fit in jedem Klima

In der kalten Jahreszeit

Bei vielen hören alle guten Vorsätze auf, wenn die kalte und dunkle Jahreszeit mit Glätte, Matsch und Schnee beginnt. Als Kampf gegen die Elemente und als Kontrast zum beheizten Büroalltag und Wohnzimmer sehen die einen das Laufen, anderen ist es bei Schmuddelwetter ein Graus. Leistungsläufer müssen gerade jetzt fleißig Kilometer sammeln, Fitnessjogger sollten darauf achten, dass der Winterspeck nicht zu umfangreich wird. Richtig angezogen, kann so ein Winterläufchen ein sehr schönes Naturerlebnis sein.

Bei hohen Temperaturen

Wenn Sie im Hochsommer oder im Urlaub in tropischer Kulisse joggen oder sogar Wettkämpfe bestreiten wollen, sollten Sie einige Vorsichtsmaßnahmen beachten.

Grundsätzlich gilt: Bewegung macht warm. Die Poren der Haut versuchen durch Verdunstung von Schweiß die Körpertemperatur zu senken. Der Wasserverlust muss durch reichliches Trinken ausgeglichen werden. Mit dem Schweiß verliert man auch Mineralstoffe wie Magnesium, aber auch Eisen und andere Spurenelemente. Bei trockener Hitze merkt man den Schweiß weniger als bei Feuchte. Zur hohen Temperatur kann noch starke Sonne und die Stresskombination Jetlag, Essensumstellung, Höhe und Schwüle hinzukommen.

Tipps gegen den Winterdurchhänger

- Ziehen Sie nicht zu viel an, denn die Bewegung selbst macht warm. Regulieren Sie die Temperatur mit dem Reißverschluss der Jacke, die auch hinten Lüftungsklappen haben sollte, oder ziehen Sie die Handschuhe aus.
- Laufen Sie bei Kälte wegen des Verletzungsrisikos nicht mit nackten Beinen – ziehen Sie lieber oben weniger an.
- Lange Socken wärmen Achillessehnen und Waden.
- Eine Schirmmütze dient als Blendschutz und wärmt den Kopf. Über Kopf und Nacken verliert man 40 Prozent der Körperwärme!
- Suchen Sie sich abends einen beleuchteten Park, oder laufen Sie unter Straßenlaternen in einer Gruppe – das gilt insbesondere für Frauen.
- An kalten und windigen Wintertagen bietet ein Wald oder Park einen besseren Windschutz als die offene Feldflur.
- Starten Sie immer gegen den Wind und lassen sich von ihm zurücktragen – das verhindert starkes Auskühlen in der Endphase.
- Wärmen Sie sich im Winter noch sorgfältiger auf, und vergessen Sie hinterher die Dehnungsübungen zu Hause nicht.
- Laufen Sie im Dunkeln umsichtig und vorausschauend. Vorsicht vor unangeleinten Hunde, unbeleuchteten Radfahrern, Glatteis, Schlaglöchern.
- Laufen Sie bei Dunkelheit gegen den Straßenverkehr, aber rechnen Sie immer damit, dass Sie trotz Reflektoren nicht gesehen werden.
- Mit einer kleinen Handtaschenlampe kann man an dunklen Stellen besser sehen und auf sich aufmerksam machen.
- Machen Sie im Dunkeln kein Tempotraining; ruhige Dauerläufe sind weniger riskant und im Winter ohnehin wichtiger.
- Passen Sie Ihre Tempoläufe den Gegebenheiten an. Auch wenn es im Trainingsplan anders steht: Unter 0 °C oder auf Schnee ist das Verletzungsrisiko zu hoch. Verschieben Sie die Einheit, laufen Sie langsamer oder stattdessen mehr Kilometer.
- Ein Urlaub oder Trainingslager im Süden sollte bei reduziertem Umfang dazu genutzt werden, vorsichtig schnellere Einheiten zu absolvieren.
- Bei ganz miesem Wetter können Sie im Studio auf dem Laufband oder Fahrradergometer trainieren.
- Stehen Sie nach dem Training nicht lange herum, ziehen Sie sich etwas Trockenes an.

Tipps gegen den Hitzestress

- Trinken Sie morgens vor dem Laufen reichlich Obstsaftschorle mit magnesium-(natrium-)reichen Mineralwässern, Gemüsesäfte und Früchtetees.
- Starten Sie Ihr Training gut hydriert. Bei Laufbelastungen über eine Stunde sollten Sie unterwegs trinken. Deponieren Sie Getränke an der Trainingsstrecke, und nehmen Sie »Trinkgeld« mit.
- Reduzieren Sie die harntreibenden Getränke Kaffee und Alkohol.
- Essen Sie mineralstoffreich (z. B. Vollkornprodukte, Obst, Gemüse, Eintopf, Gemüsesuppe).
- Tragen Sie helle Bekleidung, luftige Trikots, kurze Hosen, eventuell eine Kappe als Sonnenschutz.
- Schützen Sie nur die exponierten Hautstellen mit Sonnencreme, damit die Transpiration der übrigen Haut nicht behindert ist.
- Reiben Sie potenzielle Reibestellen unter den Armen und zwischen den Schenkeln mit Vaseline ein, und schützen Sie die Brustwarzen mit Pflaster.
- Meiden Sie direkte Sonneneinstrahlung und Ozon, laufen Sie morgens und abends, bevorzugen Sie schattige Trainingsstrecken.
- Passen Sie die Belastung beim Training und Wettkampf an – bei gleichem Lauftempo ist die Herz-Kreislauf-Belastung bei Wärme erheblich höher. Trainieren Sie nach Puls.
- Wenn Sie im Winter zu einem Tropenrennen fahren, sollten Sie die Schweißporen durch Saunen oder zu warme Kleidung trainieren.
- Laufen Sie sich nur kurz und langsam warm, bringen Sie Getränke zum Start mit, schütten Sie Wasser über Kopf und Trikot.
- Trinken Sie während des Rennens von Anfang an Flüssigkeit, und gießen Sie sich Wasser über den Kopf.
- Laufen Sie in Schuhen mit Netzteil, oder bohren Sie sich selbst Löcher mit einem glühenden Nagel in die Schuhseiten, damit das »Kühlwasser« aus den Schuhen herauslaufen kann.
- Tragen Sie dünne Synthetiksocken, die keine Falten werfen. Sonst drohen Blasen an den Füßen.
- Suchen Sie während des Rennens Schattenpassagen, laufen Sie nicht im Pulk, sondern suchen Sie den kühlenden Wind.
- Füllen Sie unmittelbar nach dem Rennen das Wasserdefizit auf, meiden Sie Alkohol, der die Regenerationsfähigkeit senkt.

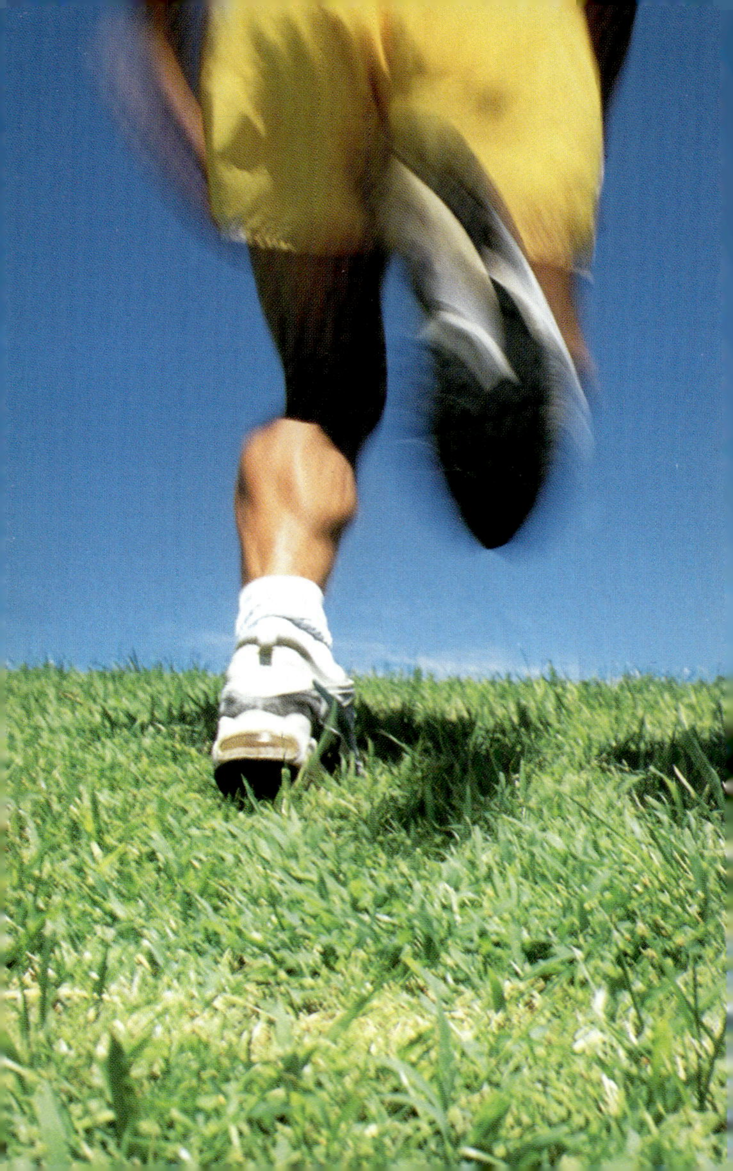

Trainingspläne für Einsteiger und Profis

Bloß nichts überstürzen, den Körper anfangs nicht überbelasten. Sonst verlieren Sie schnell die Lust. Wenn Ihre Muskulatur leicht schmerzt: wunderbar. Wenn Sie die Anstrengung spüren, wissen Sie: Jetzt setzt der Trainingseffekt ein. Betrachten Sie Ihre muskuläre Müdigkeit als den besten Beweis, dass Sie auf einem guten Weg sind – zu mehr Fitness. Vor allem: Geben Sie Ihrem Körper Zeit zur Erholung. Sie werden sich schon bald an die Belastung gewöhnen. Stück für Stück. Das ist eine gesunde Basis, um Ihrem Körper nach und nach eine etwas höhere Belastung zuzumuten. Die folgenden Trainingspläne zeigen Ihnen genau, wie ein perfektes Lauftraining gestaltet ist – wie Sie auch als Laufanfänger in relativ kurzer Zeit so fit werden, dass Sie an einem Volkslauf teilnehmen können. Wer höhere Ziele anstrebt, kann auf Pläne zurückgreifen, die den ambitionierten Läufer bis zur Marathonreife führen.

So trainieren Sie nach Plan

Damit Sie sich – vor allem auch als Laufanfänger – nicht übernehmen, ist es sehr sinnvoll, nach einem genauen Plan zu trainieren. Wie ausführlich und für welchen Zeitraum dieser Trainingsplan angelegt ist, hängt u. a. vom Ziel ab, das Sie erreichen wollen. Wollen Sie ein bisschen was für Ihre Gesundheit, Ihre Fitness tun, möchten Sie einmal an einem Volkslauf teilnehmen, oder ist Ihr Ziel die Halbmarathon- oder gar die Marathonstrecke? Je nach gestecktem Ziel sind die Trainingspläne natürlich unterschiedlich aufgebaut.

Anfänger oder geübter Läufer?

Bei der Trainingsplanung müssen Sie auch berücksichtigen, ob Sie ein Laufanfänger bzw. ein Wiedereinsteiger nach einer längeren Sportpause sind, oder ob Sie bereits über eine gute bis sehr gute Grundlagenausdauer, d. h. Kondition verfügen.
Die folgenden Trainingspläne sollen Ihnen helfen, Ihr Laufpensum richtig zu dosieren, damit Sie Ihr Leistungsniveau Schritt für Schritt anheben können – ohne dabei den Spaß am Laufen zu verlieren.

Lauftagebuch führen

Um den Überblick über das Training nicht zu verlieren und auch um seine Leistung zu dokumentieren, empfiehlt es sich ein Lauftagebuch zu führen. Näheres dazu finden Sie auf Seite 51ff.

Für Einsteiger – fit in acht Wochen

Nicht vergessen: Gehen Sie das Laufen langsam an! Geben Sie sich acht Wochen Zeit, dann sind Sie so richtig fit für eine gute halbe Stunde Laufen am Stück.

Und so läuft`s

In der ersten Woche laufen Sie jeweils nur zwei Minuten am Stück, dann folgt eine Minute zügiges Gehen. Anschließend wieder zwei Minuten Laufen, dann eine Minute Gehen – insgesamt neunmal.
Wie Sie das Pensum von der zweiten bis zur achten Woche sinnvoll und erfolgreich steigern können, sehen Sie im nebenstehenden Kasten.

Trainingsplan für Einsteiger – fit in acht Wochen

Woche 1

★ 2 LM • 2 LM • 2 LM • 2 LM • 2 LM • 2 LM • 2 LM • 2 LM • 2 LM ••• ★

Woche 2

★ 3 LM • 3 LM • 3 LM • 3 LM • 3 LM • 3 LM • 3 LM ••• ★

Woche 3

★ 5 LM • 4 LM • 5 LM • 4 LM • 5 LM ••• ★

Woche 4

★ 6 LM • 6 LM • 6 LM • 6 LM ••• ★

Woche 5

★ 7 LM • 7 LM • 7 LM • 7 LM ★

Woche 6

★ 10 LM •• 10 LM •• 10 LM ★

Woche 7

★ 15 LM •• 15 LM ★

Woche 8

★ 30 LM ★

Zeichenerklärung: ★ = Gymnastik mit Lockern und Dehnen, • = 1 Minute Gehpause, **LM** = Laufminuten ohne zu schnaufen (ca. 75 % Maximalpuls)

Das Schema gilt für drei bis vier Trainingseinheiten in der Woche. (Quelle: Steffny, Run Fit Fun 1997.)

Nach ein paar Wochen werden Sie vielleicht schon feststellen, dass Ihnen das Training immer leichter fällt. Aber lassen Sie sich nicht dazu verleiten, jetzt schneller zu laufen. Das wäre ein Fehler. Es ist viel besser, jetzt etwas länger zu laufen.
Und wenn Sie sich mal nicht so gut fühlen, bleiben Sie einfach eine Woche länger auf der momentanen Trainingsstufe. Steigern Sie erst, wenn Sie wieder gut drauf sind.

Training für Fitnessläufer

Nach einigen Monaten regelmäßiger Übung wird man feststellen, dass das Training immer leichter fällt. Wer die ersten zwei bis drei Monate kontinuierlich dreimal pro Woche wenigstens eine halbe Stunde lang durchgelaufen ist, wird ein gutes Fitnesslevel erreicht haben. Der Einsteiger ist inzwischen zum Läufer geworden. Er will das Training

14 Tage variables Training für Fitnessläufer

Tag		Training (DL = Dauerlauf)	km
Mo		–	–
Di		–	–
Mi		45 min ruhiger DL	7
Do		–	–
Fr		–	–
Sa		50 min DL in bergigem Gelände	9
So	✖	Langsamer DL	15
Mo		–	–
Di		–	–
Mi		45 min ruhiger DL	7
Do		–	–
Fr		–	–
Sa	➜	50 min DL, davon 5 km flott (85% max. HF)	9
So	✖	Langsamer DL	15

✖ = langer DL ➜ = Tempo-DL HF = Herzfrequenz

nicht mehr missen. Man sollte allerdings nicht gleich schneller, was ein häufiger Fehler ist, sondern zunächst etwas länger oder öfter laufen. Solange dabei weder die Gesundheit noch das Familienleben oder wichtige Hobbys und Verpflichtungen massiv vernachlässigt werden, ist das in Ordnung.

Drei- bis viermal pro Woche genügt

Bei höherem Trainingsaufwand wird der Leistungszuwachs immer geringer. Drei- bis viermal Training in der Woche ergibt pro Zeitaufwand die höchste Effizienz für die Gesundheit. Noch wirkungsvoller und abwechslungsreicher wird das Training, wenn man verschiedene Trainingsformen wie längeren Dauerlauf, Tempolauf und Läufe im hügeligen Gelände kombiniert. Auch Schwimmen, Radfahren oder Skilanglauf kann man gut integrieren.

Training für den ersten Volkslauf

Wer mehr Talent hat und orthopädisch robust genug ist, kann sicher eine Stunde und mehr trainieren und bei entsprechender Neigung und Vorbereitung auch an Wettkämpfen bis hin zum Marathonlauf teilnehmen. Leistungssport kann realistische Zielsetzung und positives Denken schulen und dabei helfen, trotz Wettbewerbsdruck die Kontrolle nicht zu verlieren.

Wettkampf als Motivation

Die geplante Teilnahme an einem Wettkampf (z. B. Marathon) kann die Motivation für ein langfristiges Ausdauertraining sein. Nichts spricht dagegen, »just for fun« aus dem Fitnesstraining an Volksläufen teilzunehmen.
Der ehrgeizige Rennläufer steht und fällt allerdings in erster Linie mit dem Trainingsfleiß. Spezielle Intervalleinheiten geben die notwendige Wettkampfhärte und das Tempogefühl. Einen spielerischen Einstieg bieten kürzere, so genannte Jedermannsläufe im Rahmen größerer Volks- oder Cityläufe. Die richtige Renneinteilung ist eine Kunst, die erst nach einiger Erfahrung beherrscht wird. Ein zu schneller Beginn ist Gift. Gleichmäßiges Tempo dagegen führt zu den besten Resultaten.

14 Tage Training für den ersten Volkslauf

Tag		Training (DL = Dauerlauf)	km
Mo		45 min ruhiger DL	7
Di		–	–
Mi		45 min ruhiger DL	7
Do		–	–
Fr	➜	50 min DL, davon 5 km flott (85% max. HF)	9
Sa		–	–
So	✖	Langsamer DL	15
Mo		–	–
Di	•	3 x 1000 m im geplanten 5-km-Tempo (3 min Pause)	10
Mi		–	–
Do		–	–
Fr		45 min ruhiger DL	7
Sa		–	–
So	➜	5 km *Volkslauf* oder *Jedermannslauf*	12

✖ = langer DL ➜ = Tempo-DL • = Intervalle HF = Herzfrequenz

10-Kilometer-Lauf und Halbmarathon

Längere Wettkampfdistanzen erfordern ein umfangreicheres Training. Wenigstens viermal sollte pro Woche gelaufen werden. Der lange Dauerlauf verlängert sich bis auf über 20 Kilometer. Der Wochenumfang erhöht sich – wie hier im Beispiel eines 50-Minuten-Läufers – auf etwa 50 Kilometer, wobei ein 10-Kilometer-Rennen mit einem Halbmarathonwettkampf kombiniert wird. Der 10-Kilometer-Wettkampf ist das Aufbaurennen für den Halbmarathon. (Die Tageskilometer enthalten bei Intervalleinheiten und Wettkämpfen auch das Ein- und Auslaufen.)

10 000-Meter-Elitetraining

Spitzenathleten laufen oft zweimal täglich. Für sie sind in der speziellen Vorbereitungsphase zwei bis drei Tempoeinheiten pro Woche meist als Bahntraining nicht ungewöhnlich. In der

Trainingsplan für 10-Kilometer-Lauf (in 50 Minuten) und Halbmarathon

Tag		Training (DL = Dauerlauf)	km
Mo		45 min ruhiger DL	8
Di		–	–
Mi	➜	60 min DL, davon 8 km flott (85% max. HF)	13
Do		–	–
Fr		60 min mittlerer DL	11
Sa		–	–
So	✖	Ruhiger DL (70% max. HF)	22
Mo		–	–
Di	•	5 x 1000 m im geplanten 10-km-Tempo (3 min Pause)	12
Mi		60 min ruhiger DL, Steigerungen	10
Do		–	–
Fr		45 min ruhiger DL , Steigerungen	8
Sa		–	–
So	➜	10 km *Volkslauf* (Ziel: 50:00 min)	16
Mo		45 min Jogging	7
Di		–	–
Mi		70 min ruhiger DL	12
Do		–	–
Fr		40 min Jogging, Steigerungen	7
Sa		–	–
So	➜	*Halbmarathonwettkampf* (Ziel: 1:52:00)	26

✖ = langer DL ➜ = Tempo-DL • = Intervalle HF = Herzfrequenz

monatelangen Aufbauphase, z. B. im Winter, sollten auch Topläufer fleißig Kilometer sammeln. Bei Crossläufen durch Matsch und Schnee entwickelt man mentale Härte und Kraftausdauer. Im Frühjahr kann auch ein Halbmarathon eingeplant sein. Die spezielle Vorbereitung des Bahnhöhepunkts, z. B. einer Meisterschaft, führt meist über kürzere Bahnrennen.

In zehn Wochen zum Marathonläufer

Wer regelmäßiger Jogger und gesund ist, wer Ehrgeiz, Disziplin und Neugier für sportliches Neuland mitbringt, der kann auch einen Marathon schaffen. Mit entsprechender Vorbereitung kann der Traum vom Marathonlauf in Erfüllung gehen, aber es wird kein Kinderspiel werden!

Vorbereitung ist alles

Es kann einem Debütanten nicht deutlich genug gesagt werden: Das einzige Ziel für den ersten Marathon ist es, ihn zu schaffen! Die Zeit ist zweitrangig. Ausgehend von einer wenigstens ein-, besser zweijährigen regelmäßigen Ausdauerbasis mit drei Laufeinheiten und 30 Kilometer pro Woche (siehe Pläne Seite 38ff.), beginnt die spezielle Vorbereitung zehn Wochen vor dem Marathon. Der Trainingsumfang und ein langer Lauf am Wochenende werden nun schrittweise gesteigert. Schon zuvor sollte ein ruhiger Lauf von 20 Kilometer erreicht worden sein. Ein Sportarzt muss grünes Licht geben. Gut wäre es, mit einer Gruppe oder einem gleichgesinnten Partner mit ähnlicher Leistungsstärke zu laufen. Spätestens jetzt sollte man sich ordentliche Laufschuhe leisten, denn der erhöhte Trainingsumfang bedeutet erhöhten orthopädischen Stress. Ausreichend Schlaf, gute Ernährung und Gymnastik sind trainingsbegleitend wichtig.

Strecke gut auswählen

Für den ersten Marathon sollte man eine Strecke aussuchen, die vom Profil und voraussichtlichem Wetter her keine unerwarteten Schwierigkeiten in sich birgt. Bestes Marathonwetter: im Frühjahr und Herbst, wenn es weder zu kalt noch zu heiß ist. Wer Rummel und Gedränge nicht mag, sollte keinen Citymarathon, sondern einen kleinen in der Provinz wählen. Andererseits kann ein Citymarathon mit Tausenden von Mitstreitern vor applaudierenden Zuschauern ein motivierendes Rauscherlebnis werden. Eine Strecke unweit der Heimat lockt eher unterstützende Freunde und Familienmitglieder an die Strecke als ein Exotenrennen. Hier kommen dann möglicherweise Reisestress, Jetlag, Essens- und Klimaumstellung noch erschwerend hinzu.

Der lange Lauf

Neben dem erhöhten wöchentlichen Trainingsumfang, der in den letzten Wochen wieder verringert wird, ist der lange Lauf das wichtigste Trainingselement. Am besten eine flache Strecke mit ebenem Waldboden und abgemessenen Kilometerabschnitten wählen – Kontrolle und gleichmäßige Einteilung des Trainingstempos fallen so leichter. Das Tempo ist mit 65 bis 70 Prozent des Maximalpulses deutlich langsamer als bei kürzeren Dauerläufen. Ziel ist die Vergrößerung des Glykogendepots, das Fettstoffwechseltraining – und der Verlust der Angst vor der langen Strecke. Wer sich zwei Wochen zuvor vorsichtig bis auf 30 Kilometer an die Marathondistanz herangearbeitet hat, wird mit Ausruhen und vom Adrenalin beflügelt beim Wettkampf die letzten zehn Kilometer auch noch schaffen. Der beste Zeitpunkt für einen langen Lauf ist am Wochenende. Bei Wärme sollte morgens trainiert sowie vorher und unterwegs unbedingt genügend getrunken werden. Danach möglichst rasch das Wasserdefizit beheben und das Glykogendepot wieder auffüllen.

Aufbauwettkämpfe

Nicht wenige laufen Marathon leider ohne Vorbereitungsrennen. Bei Testläufen über zehn Kilometer und Halbmarathons sammelt der Einsteiger erste Wettkampferfahrungen. Wenn der geplante Marathon auf Asphalt stattfindet, sollten die Tests ebenfalls Straßenläufe sein. Man gewöhnt sich auch an die gleichmäßige Renneinteilung nach Zwischenzeiten, die Getränkeaufnahme während des Laufs und erhält Aufschluss über die anzustrebende Marathonendzeit. Je nach Ihrer Ausgangsbasis können Sie den Plan für Marathoneinsteiger (Zehn-Kilometer-Zeit bei 55 Minuten) bis hin zum Plan für unter vier Stunden (zehn Kilometer in 47 Minuten) befolgen. Wer schon Marathonerfahrung hat, kann die Vierstundengrenze auch mit einer Zehn-Kilometer-Zeit von 50 Minuten knacken.

In den Trainingsplänen

Zeitangaben zeigen die anzustrebende Kilometerzeit. Z. B.: DL 80 min 6:20 heißt, 80 Minuten Dauerlauf, wobei ein Kilometer in sechs Minuten und 20 Sekunden gelaufen werden soll.

10-Wochen-Trainingsplan für Marathoneinsteiger

Woche 1	Mo		–	–
	Di		DL 60 min 6:45	9
	Mi		–	–
	Do	➔	Flotter DL 5 km 6:00	10
	Fr		–	–
	Sa		DL 40 min 6:30	6
	So	×	lgDL 20 km 6:45	20
Woche 2	Mo		–	–
	Di		DL 40 min 6:45	6
	Mi		–	–
	Do	➔	Flotter DL 7 km 6:00	10
	Fr		–	–
	Sa		DL 70 min 6:45	10
	So	×	lgDL 22 km 6:45	22

Abkürzungen

MT = Marathontempo
DL = Dauerlauf
lgDL = langer Dauerlauf

● = Intervalltraining, Wiederholungsläufe
× = langer Dauerlauf (lgDL)
➔ = Tempodauerlauf/Wettkampf

In der letzten Spalte stehen die Tageskilometer. Sie beinhalten an Tagen mit Intervalltraining und Wettkämpfen zusätzlich auch das langsame Ein- und Auslaufen. Die Minutenangaben (z. B. 6:30) beziehen sich auf die zu laufende Kilometerzeit und sollen als Orientierungshilfe dienen.

10-Wochen-Trainingsplan für Marathoneinsteiger

Mo		–	–	Woche 3
Di	●	3 x 1000 m 5:40 (Pause: 4 min)	10	
Mi		–	–	
Do		DL 70 min 6:45, Steigerungen	10	
Fr		–	–	
Sa		DL 40 min 6:45	6	
So	➔	*10-km-Test* (Ziel: unter 60:00)	16	
Mo		–	–	Woche 4
Di		DL 40 min 6:45	6	
Mi		–	–	
Do		DL 60 min, locker wellig-bergig	9	
Fr		–	–	
Sa		DL 40 min 6:45	6	
So	×	lgDL 25 km 6:45	25	
Mo		–	–	Woche 5
Di		DL 40 min 6:45	6	
Mi		–	–	
Do		DL 70 min 6:45, Steigerungen	10	
Fr		–	–	
Sa		Jogging 30 min, Steigerungen	4	
So	➔	*10-km-Test* (Ziel: ca. 55:00)	17	
Mo		–	–	Woche 6
Di		DL 70 min 6:45	10	
Mi		–	–	
Do		DL 70 min 6:45	10	
Fr		–	–	
Sa	×	DL 28 km 6:45	28	
So		DL 40 min 6:45	6	

10-Wochen-Trainingsplan für Marathoneinsteiger

Woche 7	Mo		–	–
	Di	●	3 x 2000 m 11:50 (Pause: 6 min)	12
	Mi		–	–
	Do		DL 60 min 6:45	9
	Fr		–	–
	Sa		Jogging 30 min, Steigerungen	4
	So	×→	*Halbmarathontest* (Ziel: ca. 2:10)	26
Woche 8	Mo		–	–
	Di		DL 40 min 6:45	6
	Mi		–	–
	Do		DL 90 min 6:45	13
	Fr		–	–
	Sa		DL 40 min 6:45	6
	So	×	lgDL 30 km 6:45	30
Woche 9	Mo		–	–
	Di		DL 40 min 6:45	6
	Mi		–	–
	Do	●	MT 3 x 3000 m 19:30 (Pause: 8 min)	15
	Fr		–	–
	Sa		DL 40 min 6:45	6
	So	×	lgDL 20 km 6:45, Steigerungen	20
Woche 10	Mo		–	–
	Di		DL 60 min 6:45	9
	Mi		–	–
	Do		DL 40 min 6:45, Steigerungen	6
	Fr		–	–
	Sa		DL 20 min 6:45, Steigerungen	3
	So	×→	*Marathon* (Ziel: 4:45 h)	44

Trainingsplan für Marathon unter 4:00 Stunden

Mo		–	–	WOCHE 1
Di		DL 60 min 6:20	9	
Mi		–	–	
Do	➔	Flotter DL 5 km 5:45	10	
Fr		–	–	
Sa		DL 40 min 6:20	6	
So	×	lgDL 22 km 6:20	22	
Mo		–	–	WOCHE 2
Di		DL 60 min 6:20	9	
Mi		–	–	
Do	➔	Flotter DL 7 km 5:45	10	
Fr		–	–	
Sa		DL 70 min 6:20	10	
So	×	lgDL 24 km 6:20	22	

Abkürzungen

MT = Marathontempo
DL = Dauerlauf
lgDL = langer Dauerlauf

● = Intervalltraining, Wiederholungsläufe
× = langer Dauerlauf (lgDL)
➔ = Tempodauerlauf/Wettkampf

In der letzten Spalte stehen die Tageskilometer. Sie beinhalten an Tagen mit Intervalltraining und Wettkämpfen zusätzlich auch das langsame Ein- und Auslaufen. Die Minutenangaben (z. B. 6:30) beziehen sich auf die zu laufende Kilometerzeit und sollen als Orientierungshilfe dienen.

Trainingsplan für Marathon unter 4:00 Stunden

Woche 3	Mo		–	–
	Di	●	3 x 1000 m 5:00 (Pause: 4 min)	10
	Mi		–	–
	Do		DL 80 min 6:20, Steigerungen	12
	Fr		–	–
	Sa		DL 40 min 6:20	6
	So	→	*10-km-Test* (Ziel: ca. 52:00)	16
Woche 4	Mo		–	–
	Di		DL 60 min 6:20	9
	Mi		–	–
	Do		DL 70 min, locker wellig-bergig	11
	Fr		–	–
	Sa		DL 60 min 6:20	9
	So	×	lgDL 27 km 6:20	27
Woche 5	Mo		–	–
	Di		DL 60 min 6:20	9
	Mi		–	–
	Do		DL 70 min 6:20, Steigerungen	10
	Fr		–	–
	Sa		Jogging 30 min, Steigerungen	4
	So	→	*10-km-Test* (Ziel: ca. 50:00)	17
Woche 6	Mo		–	–
	Di		DL 70 min 6:20	10
	Mi		–	–
	Do		DL 70 min 6:20	10
	Fr		–	–
	Sa	×	DL 30 km 6:20	30
	So		DL 60 min 6:20	9

Trainingsplan für Marathon unter 4:00 Stunden

Mo		–	–	WOCHE 7
Di	●	3 x 3000 m 15:45 (Pause: 8 min)	15	
Mi		–	–	
Do		DL 60 min 6:20	9	
Fr		–	–	
Sa		Jogging 30 min, Steigerungen	4	
So	X→	*Halbmarathontest* (Ziel: ca. 1:51)	26	
Mo		–	–	WOCHE 8
Di		DL 60 min 6:20	9	
Mi		–	–	
Do		DL 90 min 6:20, Steigerungen	14	
Fr		–	–	
Sa		DL 40 min 6:20	6	
So	X	lgDL 32 km 6:20	32	
Mo		–	–	WOCHE 9
Di		DL 40 min 6:20	6	
Mi		–	–	
Do	●	MT 3 x 4000 m 22:16 (Pause: 9 min)	17	
Fr		–	–	
Sa		DL 40 min 6:20	6	
So	X	lgDL 20 km 6:20, Steigerungen	20	
Mo		–	–	WOCHE 10
Di		DL 60 min 6:20	9	
Mi		–	–	
Do		DL 40 min 6:20, Steigerungen	6	
Fr		–	–	
Sa		DL 20 min 6:20, Steigerungen	3	
So	X→	*Marathon* (Ziel: 3:55 h)	44	

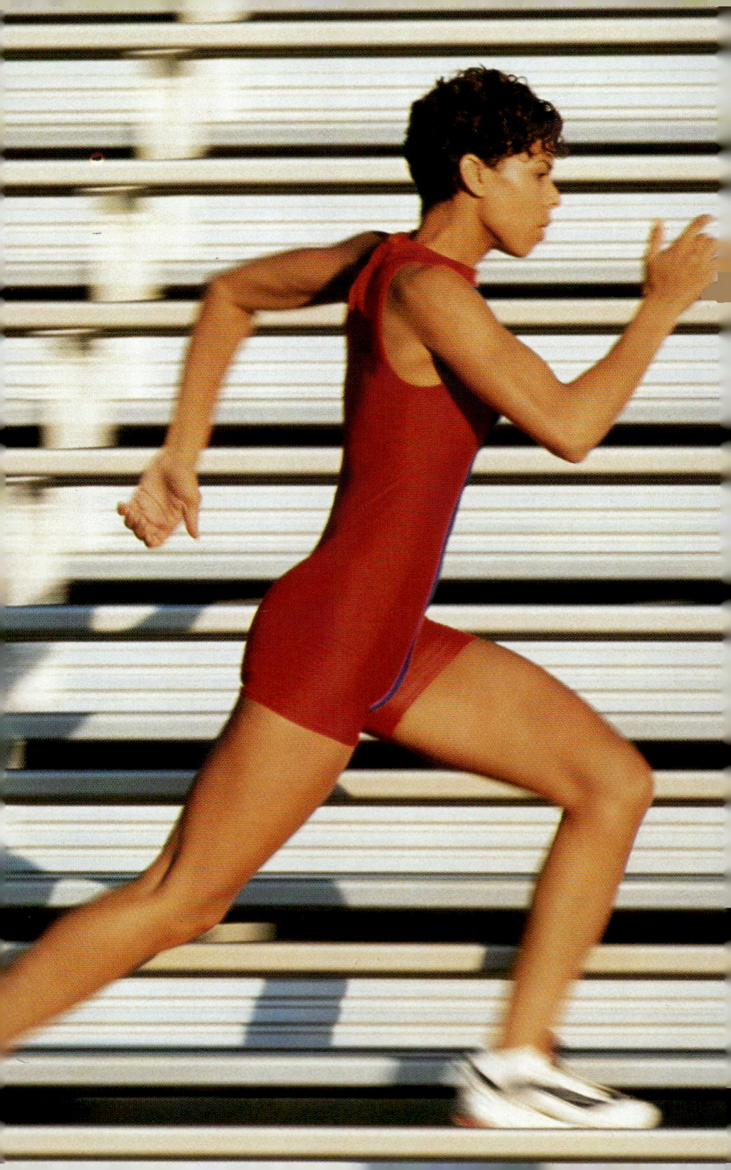

Lauftagebuch für ein ganzes Jahr

Mit einem Lauftagebuch können Sie eine Chronik Ihres Trainings erstellen. Täglich etwa eine Minute genügt, um hier Ihr Laufpensum, Ihr Befinden und Ihren Fitnesszustand zu notieren. Das Lauftagebuch ist nicht nur für den Profi eine sinnvolle Hilfe, um die Umsetzung seiner Trainingspläne systematisch zu kontrollieren, sondern es zeigt auch dem Laufanfänger, welche Fortschritte sein neues Hobby macht.

Wenn man regelmäßig und sehr sorgfältig Buch führt, kann man erfolgreiche Trainingskonzepte wiederholen und ausbauen bzw. aus gemachten Fehlern lernen. Sie werden auf diese Weise eine Menge über sich und Ihren Körper dazulernen.

So führen Sie das Tagebuch

Ein Lauftagebuch ist ein nützlicher und ständiger Begleiter Ihres Trainings. Es ist für den Leistungsläufer eine sinnvolle Hilfe, die Ausführung eines Trainingsplans systematisch und übersichtlich zu kontrollieren, und für den Einsteiger ist es eine sehr gute Möglichkeit, die Regelmäßigkeit und die Fortschritte seines neuen Hobbys richtig zu erfassen.

Tagebuch als wichtige Motivationshilfe

Für jeden Läufer ist das Lauftagebuch eine wertvolle Fundgrube und Motivationshilfe, um eigene erfolgreiche Trainingskonzepte zu studieren und zu wiederholen oder aus Fehlern zu lernen. Je sorgfältiger und ehrlicher das Training und die Rahmenbedingungen protokolliert wurden, desto besser ist es.
Machen Sie Ihr Lauftagebuch zu einem Dialogpartner, und nutzen Sie Ihre Eintragungen zur exakten und vor allem selbstkritischen Erfassung und Kontrolle Ihres Lauftrainings.

Tipps zum Ausfüllen der Rubriken

Sie können mit dem Führen des folgenden Tagebuchs, das für 52 Wochen angelegt ist, beginnen, wann immer Sie wollen – es ist kein Kalender vorgegeben. Jeder Wochentag bildet eine Zeile, die durch Spalten für verschiedene Eintragungen unterteilt ist.

Tag und Datum

Unter den Wochentagen Montag bis Sonntag notieren Sie das jeweilige Datum.

Puls und Gewicht

In diese Spalte tragen Sie ein:
- Ihren morgendlichen Ruhepuls (in Herzschlägen pro Minute), den Sie vor dem Aufstehen regelmäßig überprüfen sollten. Messen Sie dazu am Handgelenk oder seitlich am Hals. Der Ruhepuls ist altersabhängig und individuell verschieden, sinkt aber mit besserem Trainingszustand. Plötzliches stärkeres Ansteigen des Ruhepulses kann mit Überforderung oder auch aufkeimenden Erkrankungen, z. B. einem grippalen Infekt, zusammenhängen. Deshalb ist der Ruhepuls

ein nützlicher Indikator zur Beurteilung der Fitness.

- Ihr Gewicht. Wiegen Sie sich regelmäßig – unbekleidet und vor dem Frühstück.

Trainingsinhalt, Ort, Befinden

In dieser Spalte tragen Sie die Art des Trainings und gegebenenfalls einen Wettkampf mit Ergebnis ein. Auch Ihren emotionalen Zustand sowie andere Sportarten wie Schwimmen, Radfahren oder Skilaufen können Sie hier vermerken. So erhalten Sie einen Überblick über die Gesamtbelastung. Machen Sie auch Angaben zur Laufstrecke (flach, hügelig etc.) und gelegentlich zu Belastungs- und Erholungspuls. Notieren Sie, falls durchgeführt, physiotherapeutische Maßnahmen (Massage, Bäder, Gymnastik etc.) oder ob Sie krank bzw. verletzt sind. Benützen Sie sinnvolle Abkürzungen, wie z. B. hüDL für hügeliger Dauerlauf u. Ä.

Kleidung und Wetter

Notieren Sie die Art der Laufausrüstung sowie das Wetter (Temperatur, Wind, Luftfeuchtigkeit). Diese Angaben sind für die Beurteilung des Trainings wichtig.

Lauftempo

Errechnen Sie mittels Ihnen bekannten Streckenabschnitten Ihr Lauftempo in Zeit pro Kilometer. Wenn Sie mit verschiedenen Tempi gelaufen sind (z. B. Intervalltraining), geben Sie den Geschwindigkeitsbereich an (z. B. 5:30 bis 4:00 min/km).

Dauer

Notieren Sie die gelaufene Zeit (ohne Pausen) in Minuten.

KM

Tragen Sie hier die gelaufenen Kilometer ein; bei unbekannter Strecke sollten Sie versuchen, realistisch zu schätzen.

Wochensumme

Hier stehen die Gesamtlaufdauer und die Wochenkilometer für einen schnellen Überblick über Ihr Laufpensum.

Wochenkommentar

Der Wochenkommentar dient der nachträglichen Betrachtung. Haben Sie Ihr Ziel geschafft? Gab es Probleme mit der Gesundheit, oder hinderte beruflicher Stress? Waren Sie nachlässig oder überfleißig? Formulieren Sie ein Ziel für die nächste Woche.

Woche 1

Datum	Puls Gewicht	Trainingsinhalt / Ort / Befinden Wetter / Kleidung	Tempo	Dauer	km
Mo					
Di					
Mi					
Do					
Fr					
Sa					
So					
Kommentar					
			Wochensumme		

Woche 2

Datum	Puls Gewicht	Trainingsinhalt / Ort / Befinden Wetter / Kleidung	Tempo	Dauer	km
Mo					
Di					
Mi					
Do					
Fr					
Sa					
So					
Kommentar					
			Wochensumme		

Woche 3

Datum	Puls Gewicht	Trainingsinhalt / Ort / Befinden Wetter / Kleidung	Tempo	Dauer	km
Mo					
Di					
Mi					
Do					
Fr					
Sa					
So					

Kommentar

Wochensumme

Woche 4

Datum	Puls Gewicht	Trainingsinhalt / Ort / Befinden Wetter / Kleidung	Tempo	Dauer	km
Mo					
Di					
Mi					
Do					
Fr					
Sa					
So					

Kommentar

Wochensumme

Woche 5

Datum	Puls Gewicht	Trainingsinhalt / Ort / Befinden Wetter / Kleidung	Tempo	Dauer	km
Mo					
Di					
Mi					
Do					
Fr					
Sa					
So					
Kommentar			Wochensumme		

Woche 6

Datum	Puls Gewicht	Trainingsinhalt / Ort / Befinden Wetter / Kleidung	Tempo	Dauer	km
Mo					
Di					
Mi					
Do					
Fr					
Sa					
So					
Kommentar			Wochensumme		

Woche 7

Datum	Puls Gewicht	Trainingsinhalt / Ort / Befinden Wetter / Kleidung	Tempo	Dauer	km
Mo					
Di					
Mi					
Do					
Fr					
Sa					
So					
Kommentar					
				Wochensumme	

Woche 8

Datum	Puls Gewicht	Trainingsinhalt / Ort / Befinden Wetter / Kleidung	Tempo	Dauer	km
Mo					
Di					
Mi					
Do					
Fr					
Sa					
So					
Kommentar					
				Wochensumme	

Woche 9

Datum	Puls Gewicht	Trainingsinhalt / Ort / Befinden Wetter / Kleidung	Tempo	Dauer	km
Mo					
Di					
Mi					
Do					
Fr					
Sa					
So					
Kommentar			Wochensumme		

Woche 10

Datum	Puls Gewicht	Trainingsinhalt / Ort / Befinden Wetter / Kleidung	Tempo	Dauer	km
Mo					
Di					
Mi					
Do					
Fr					
Sa					
So					
Kommentar			Wochensumme		

Woche 11

Datum	Puls Gewicht	Trainingsinhalt / Ort / Befinden Wetter / Kleidung	Tempo	Dauer	km
Mo					
Di					
Mi					
Do					
Fr					
Sa					
So					
Kommentar					
				Wochensumme	

Woche 12

Datum	Puls Gewicht	Trainingsinhalt / Ort / Befinden Wetter / Kleidung	Tempo	Dauer	km
Mo					
Di					
Mi					
Do					
Fr					
Sa					
So					
Kommentar					
				Wochensumme	

WOCHE 13

Datum	Puls Gewicht	Trainingsinhalt / Ort / Befinden Wetter / Kleidung	Tempo	Dauer	km
Mo					
Di					
Mi					
Do					
Fr					
Sa					
So					

Kommentar

Wochensumme

WOCHE 14

Datum	Puls Gewicht	Trainingsinhalt / Ort / Befinden Wetter / Kleidung	Tempo	Dauer	km
Mo					
Di					
Mi					
Do					
Fr					
Sa					
So					

Kommentar

Wochensumme

Woche 15

Datum	Puls Gewicht	Trainingsinhalt / Ort / Befinden Wetter / Kleidung	Tempo	Dauer	km
Mo					
Di					
Mi					
Do					
Fr					
Sa					
So					
Kommentar					
				Wochensumme	

Woche 16

Datum	Puls Gewicht	Trainingsinhalt / Ort / Befinden Wetter / Kleidung	Tempo	Dauer	km
Mo					
Di					
Mi					
Do					
Fr					
Sa					
So					
Kommentar					
				Wochensumme	

Woche 17

Datum	Puls Gewicht	Trainingsinhalt / Ort / Befinden Wetter / Kleidung	Tempo	Dauer	km
Mo					
Di					
Mi					
Do					
Fr					
Sa					
So					

Kommentar		
Wochensumme		

Woche 18

Datum	Puls Gewicht	Trainingsinhalt / Ort / Befinden Wetter / Kleidung	Tempo	Dauer	km
Mo					
Di					
Mi					
Do					
Fr					
Sa					
So					

Kommentar		
Wochensumme		

Woche 19

Datum	Puls Gewicht	Trainingsinhalt / Ort / Befinden Wetter / Kleidung	Tempo	Dauer	km
Mo					
Di					
Mi					
Do					
Fr					
Sa					
So					
Kommentar					
			Wochensumme		

Woche 20

Datum	Puls Gewicht	Trainingsinhalt / Ort / Befinden Wetter / Kleidung	Tempo	Dauer	km
Mo					
Di					
Mi					
Do					
Fr					
Sa					
So					
Kommentar					
			Wochensumme		

Woche 21

Datum	Puls Gewicht	Trainingsinhalt / Ort / Befinden Wetter / Kleidung	Tempo	Dauer	km
Mo					
Di					
Mi					
Do					
Fr					
Sa					
So					

Kommentar

Wochensumme

Woche 22

Datum	Puls Gewicht	Trainingsinhalt / Ort / Befinden Wetter / Kleidung	Tempo	Dauer	km
Mo					
Di					
Mi					
Do					
Fr					
Sa					
So					

Kommentar

Wochensumme

WOCHE 23

Datum	Puls Gewicht	Trainingsinhalt / Ort / Befinden Wetter / Kleidung	Tempo	Dauer	km
Mo					
Di					
Mi					
Do					
Fr					
Sa					
So					
Kommentar			Wochensumme		

WOCHE 24

Datum	Puls Gewicht	Trainingsinhalt / Ort / Befinden Wetter / Kleidung	Tempo	Dauer	km
Mo					
Di					
Mi					
Do					
Fr					
Sa					
So					
Kommentar			Wochensumme		

Datum	Puls Gewicht	Trainingsinhalt / Ort / Befinden Wetter / Kleidung	Tempo	Dauer	km
Mo					
Di					
Mi					
Do					
Fr					
Sa					
So					

Woche 25

Kommentar

Wochensumme

Datum	Puls Gewicht	Trainingsinhalt / Ort / Befinden Wetter / Kleidung	Tempo	Dauer	km
Mo					
Di					
Mi					
Do					
Fr					
Sa					
So					

Woche 26

Kommentar

Wochensumme

Woche 27

Datum	Puls Gewicht	Trainingsinhalt / Ort / Befinden Wetter / Kleidung	Tempo	Dauer	km
Mo					
Di					
Mi					
Do					
Fr					
Sa					
So					

Kommentar

Wochensumme

Woche 28

Datum	Puls Gewicht	Trainingsinhalt / Ort / Befinden Wetter / Kleidung	Tempo	Dauer	km
Mo					
Di					
Mi					
Do					
Fr					
Sa					
So					

Kommentar

Wochensumme

Woche 29

Datum	Puls Gewicht	Trainingsinhalt / Ort / Befinden Wetter / Kleidung	Tempo	Dauer	km
Mo					
Di					
Mi					
Do					
Fr					
Sa					
So					

Kommentar

Wochensumme

Woche 30

Datum	Puls Gewicht	Trainingsinhalt / Ort / Befinden Wetter / Kleidung	Tempo	Dauer	km
Mo					
Di					
Mi					
Do					
Fr					
Sa					
So					

Kommentar

Wochensumme

Woche 31

Datum	Puls Gewicht	Trainingsinhalt / Ort / Befinden Wetter / Kleidung	Tempo	Dauer	km
Mo					
Di					
Mi					
Do					
Fr					
Sa					
So					
Kommentar			Wochensumme		

Woche 32

Datum	Puls Gewicht	Trainingsinhalt / Ort / Befinden Wetter / Kleidung	Tempo	Dauer	km
Mo					
Di					
Mi					
Do					
Fr					
Sa					
So					
Kommentar			Wochensumme		

Woche 33

Datum	Puls Gewicht	Trainingsinhalt / Ort / Befinden Wetter / Kleidung	Tempo	Dauer	km
Mo					
Di					
Mi					
Do					
Fr					
Sa					
So					
Kommentar			Wochensumme		

Woche 34

Datum	Puls Gewicht	Trainingsinhalt / Ort / Befinden Wetter / Kleidung	Tempo	Dauer	km
Mo					
Di					
Mi					
Do					
Fr					
Sa					
So					
Kommentar			Wochensumme		

Woche 35

Datum	Puls Gewicht	Trainingsinhalt / Ort / Befinden Wetter / Kleidung	Tempo	Dauer	km
Mo					
Di					
Mi					
Do					
Fr					
Sa					
So					

Kommentar

Wochensumme

Woche 36

Datum	Puls Gewicht	Trainingsinhalt / Ort / Befinden Wetter / Kleidung	Tempo	Dauer	km
Mo					
Di					
Mi					
Do					
Fr					
Sa					
So					

Kommentar

Wochensumme

WOCHE 37

Datum	Puls Gewicht	Trainingsinhalt / Ort / Befinden Wetter / Kleidung	Tempo	Dauer	km
Mo					
Di					
Mi					
Do					
Fr					
Sa					
So					

Kommentar	Dauer	km
Wochensumme		

WOCHE 38

Datum	Puls Gewicht	Trainingsinhalt / Ort / Befinden Wetter / Kleidung	Tempo	Dauer	km
Mo					
Di					
Mi					
Do					
Fr					
Sa					
So					

Kommentar	Dauer	km
Wochensumme		

Woche 39

Datum	Puls Gewicht	Trainingsinhalt / Ort / Befinden Wetter / Kleidung	Tempo	Dauer	km
Mo					
Di					
Mi					
Do					
Fr					
Sa					
So					

Kommentar

Wochensumme

Woche 40

Datum	Puls Gewicht	Trainingsinhalt / Ort / Befinden Wetter / Kleidung	Tempo	Dauer	km
Mo					
Di					
Mi					
Do					
Fr					
Sa					
So					

Kommentar

Wochensumme

Datum	Puls Gewicht	Trainingsinhalt / Ort / Befinden Wetter / Kleidung	Tempo	Dauer	km
Mo					
Di					
Mi					
Do					
Fr					
Sa					
So					

Woche 41

Kommentar

Wochensumme

Datum	Puls Gewicht	Trainingsinhalt / Ort / Befinden Wetter / Kleidung	Tempo	Dauer	km
Mo					
Di					
Mi					
Do					
Fr					
Sa					
So					

Woche 42

Kommentar

Wochensumme

Woche 43

Datum	Puls Gewicht	Trainingsinhalt / Ort / Befinden Wetter / Kleidung	Tempo	Dauer	km
Mo					
Di					
Mi					
Do					
Fr					
Sa					
So					

Kommentar		
Wochensumme		

Woche 44

Datum	Puls Gewicht	Trainingsinhalt / Ort / Befinden Wetter / Kleidung	Tempo	Dauer	km
Mo					
Di					
Mi					
Do					
Fr					
Sa					
So					

Kommentar		
Wochensumme		

Woche 45

Datum	Puls Gewicht	Trainingsinhalt / Ort / Befinden Wetter / Kleidung	Tempo	Dauer	km
Mo					
Di					
Mi					
Do					
Fr					
Sa					
So					

Kommentar

Wochensumme

Woche 46

Datum	Puls Gewicht	Trainingsinhalt / Ort / Befinden Wetter / Kleidung	Tempo	Dauer	km
Mo					
Di					
Mi					
Do					
Fr					
Sa					
So					

Kommentar

Wochensumme

Woche 47

Datum	Puls Gewicht	Trainingsinhalt / Ort / Befinden Wetter / Kleidung	Tempo	Dauer	km
Mo					
Di					
Mi					
Do					
Fr					
Sa					
So					
Kommentar			Wochensumme		

Woche 48

Datum	Puls Gewicht	Trainingsinhalt / Ort / Befinden Wetter / Kleidung	Tempo	Dauer	km
Mo					
Di					
Mi					
Do					
Fr					
Sa					
So					
Kommentar			Wochensumme		

Woche 49

Datum	Puls Gewicht	Trainingsinhalt / Ort / Befinden Wetter / Kleidung	Tempo	Dauer	km
Mo					
Di					
Mi					
Do					
Fr					
Sa					
So					
Kommentar			Wochensumme		

Woche 50

Datum	Puls Gewicht	Trainingsinhalt / Ort / Befinden Wetter / Kleidung	Tempo	Dauer	km
Mo					
Di					
Mi					
Do					
Fr					
Sa					
So					
Kommentar			Wochensumme		

Datum	Puls Gewicht	Trainingsinhalt / Ort / Befinden Wetter / Kleidung	Tempo	Dauer	km
Mo					
Di					
Mi					
Do					
Fr					
Sa					
So					

Woche 51

Kommentar

Wochensumme

Datum	Puls Gewicht	Trainingsinhalt / Ort / Befinden Wetter / Kleidung	Tempo	Dauer	km
Mo					
Di					
Mi					
Do					
Fr					
Sa					
So					

Woche 52

Kommentar

Wochensumme

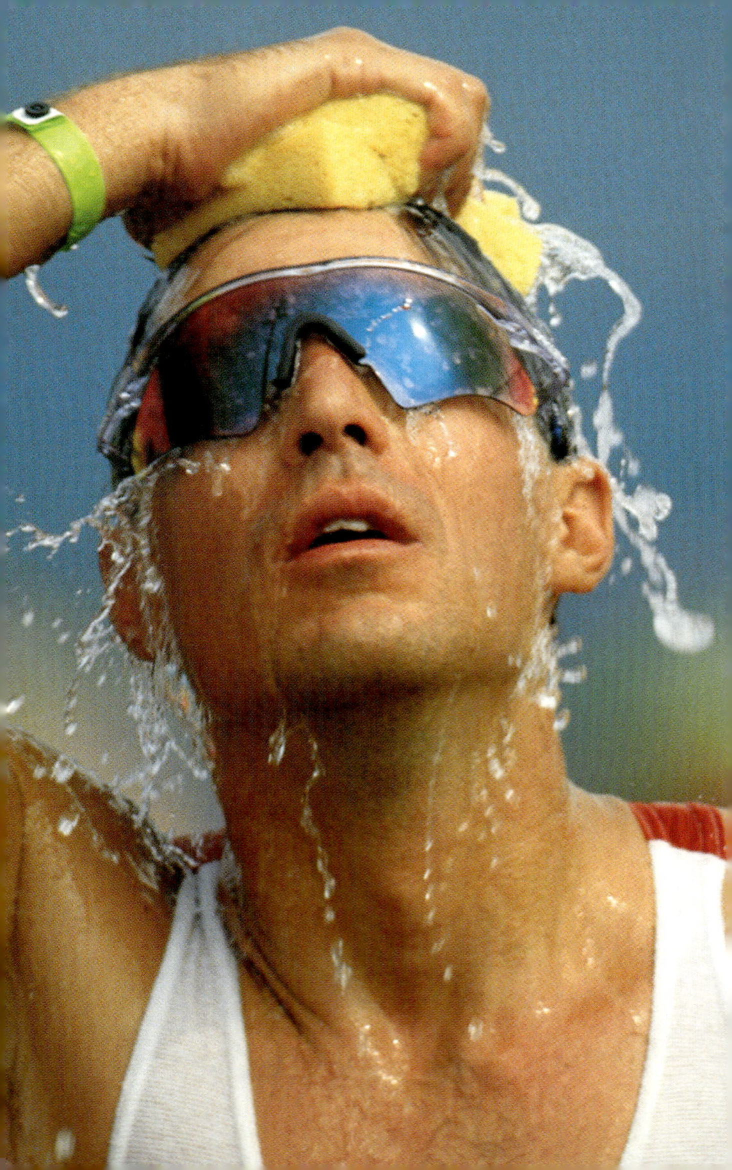

Die Basics für Ihre Lauffitness

Um richtig fit zu werden, sollten Sie ein paar Dinge unbedingt beherzigen. Grundvoraussetzung fürs regelmäßige Laufen ist, dass die Ausrüstung – vor allem die Laufschuhe – stimmt. Mit den richtigen Schuhen können Sie Ihre Gelenke schonen und so Beschwerden und Überlastungsschäden vorbeugen. Um das Verletzungsrisiko beim Laufen zu senken, sollten Sie es sich auch auf jeden Fall zur Angewohnheit machen, vor und nach dem Training eine Runde Stretching – also die guten alten Dehnungsübungen – einzuplanen. Ihre Muskeln und Gelenke werden es Ihnen danken. Wenn es doch einmal passiert ist: In diesem Kapitel finden Sie eine Menge einfacher Hausmittel für die schnelle erste Hilfe bei Laufbeschwerden und -verletzungen. Wertvolle Ernährungstipps – denn wer regelmäßig läuft, muss anders essen – runden die Basics für Ihre (zukünftige) Lauffitness ab.

Die optimale Laufausrüstung

Sparen Sie nicht am Equipment. Im Vergleich zu den meisten Sportarten ist Laufen ohnehin relativ kostengünstig. Mit flotter und vor allem funktioneller Kleidung macht das Training noch mehr Spaß.

Die richtigen Laufschuhe

Der Asphalt ist kein Laufsteg, und die Füße sind sensible Leistungsträger. Deswegen sind die Schuhe das wichtigste Sportgerät des Läufers. Sie verdienen bei der Anschaffung besondere Beachtung. Geringes Gewicht und flottes Design sind schön und gut, aber untergeordnete Faktoren. Laufschuhe müssen vor allem passen. Sie sollen den Fuß beim Laufen unterstützen, also für ein ungestörtes Abrollverhalten sorgen.

Was Sie beim Schuhkauf beachten sollten

- Kaufen Sie Schuhe abends oder nach dem Training, weil nach einer Belastung die Füße leicht geschwollen sind.
- Kaufen Sie Schuhe nicht zu eng und nicht zu klein.
- Probieren Sie verschiedene Modelle. Es reicht nicht, bloß ein bisschen im Laden zu trippeln. Geschäfte mit Laufband bzw. Laufanalyse helfen, das optimale Material zu finden.
- Schwere Läufer brauchen festeres Material.
- Leichtere Läufer brauchen flexiblere Schuhe.
- Die Zehen müssen vorn noch gut einen Zentimeter Platz haben.
- Die Ferse muss vom Schuh eng umfasst werden (sie darf im Schuh nicht hochrutschen).

Verschiedene Modelle

Sie sollten sich, wenn Sie häufig laufen wollen, mindestens zwei Paar unterschiedliche Modelle zulegen, mit denen Sie abwechselnd laufen. Wenn die Schuhe zwischen den Läufen austrocknen können, erhöht dies auf jeden Fall die Lebensdauer der Schuhe. Die doppelte Ausgabe amortisiert sich also irgendwann. Weil jeder Schuh außerdem seine eigene Charakteristik hat, werden auch die Bandscheiben, Gelenke und Sehnen nicht immer gleich belastet. Mit mehreren Modellen können Sie deshalb auch Ihr Training besser abstimmen:

- Schuhe mit griffigem Profil und robustem Oberleder für schweres Gelände (Waldboden, nasses Gras, Schnee)
- Schuhe mit guter Dämpfung für Asphaltstrecken
- Leichtere Schuhe für schnelle Trainingseinheiten

Wie weit die Schuhe tragen

Die Haltbarkeit der Laufschuhe hängt vor allem von Ihrem Gewicht, Ihrem Laufstil und dem Untergrund ab, auf dem Sie trainieren. Ein guter Trainingsschuh sollte mindestens 1200 Kilometer halten. Aber bereits nach etwa 500 Kilometern kann bis zu einem Drittel der Dämpfungseigenschaften dahin sein. Der Schwachpunkt des Schuhs ist die Zwischensohle.

Die richtige Kleidung

Schietwetter? Zu kalt, zu heiß, zu windig, zu regnerisch? Solche Einwände gelten nicht – nicht mehr. Es gibt kein schlechtes Wetter, nur schlecht gewählte Kleidung. Denn längst haben die Sportartikelhersteller Funktionelles für alle Fälle entwickelt: Bekleidung, die bei Hitze den Schweiß rasch abtransportiert und bei Kälte dabei hilft, die Körperwärme zu speichern. Keiner muss also mehr im eigenen Schweiß schmoren oder frieren.

Was Sie beim Kleidungskauf beachten sollten

- Wählen Sie atmungsaktive, strapazierfähige, pflegeleichte Textilien (z. B. Coolmax, Tactel, Gore-Tex).
- Tragen Sie Laufbekleidung, in der Sie sich wohl fühlen. Besonders unter den Achseln und in der Leiste sollte nichts zu eng sein, damit es beim Laufen nirgendwo reibt oder drückt.
- Socken sollten aus Kunstfasern oder einem Gemisch aus Baumwolle und Kunstfasern sein. Achten Sie auf eine gute Passform und auf Tragekomfort (keine Naht über den Zehen!). Schlecht sitzende, Falten schlagende, feuchte Socken sind der Alptraum jedes Läufers.
- Tragen Sie auf Straßen helle Kleidung. Bei Dunkelheit empfiehlt sich eine Leuchtweste.
- Beherzigen Sie bei kühleren Temperaturen das »Zwiebelprin-

zip«: Tragen Sie auf der Haut Textilien aus Schweiß ableitenden Kunstfasern, darüber eine weitere dünne Schicht Kunstfasern und eine atmungsaktive Jacke.

- Ziehen Sie nasse Kleidung sofort nach dem Laufen aus, sonst droht Erkältungsgefahr!

Pulsuhr – moderner Trainingspartner

Die Zeiten sind vorbei, als man mitten beim Laufen kurz stehen bleiben musste, die Hand aufs Herz legen oder den Puls am Handgelenk ertasten und für 15 Sekunden konzentriert die Pulsschläge zählen musste, um diesen Wert dann mit vier zu multiplizieren. Dieses Ergebnis war immer ungenau, denn während man zählte, beruhigte sich der Puls ja bereits. Genauer und bequemer funktioniert die Pulsermittlung mit den modernen Herzfrequenzcomputern am Handgelenk. Für alle, die immer im optimalen, also fettverbrennenden Bereich trainieren wollen, ist die Anschaffung einer Pulsuhr (ab 100 DM) sehr sinnvoll. So können Sie stets auf dem Laufenden sein, ob Sie im idealen Trainingsbereich unterwegs sind – und wenn nicht, piept's. Die Pulsuhr ist quasi eine Art Drehzahlmesser für den Körper.

So funktioniert`s

Die Pulsuhren sind sehr einfach zu bedienen. Sie befestigen einen Sendegurt in Höhe des Herzes und können Ihre Herzfrequenz dank elektronischer Übermittlung auf einer Art Armbanduhr ablesen. Was vor wenigen Jahren noch das Geheimnis ausgefuchster Trainer war, ist heute also jedem Läufer zugänglich. Die drahtlosen Uhren messen die Herzfrequenz EKG-genau; der individuelle körperliche Zustand kann jederzeit kontrolliert und ausgewertet werden.

Sonderfunktionen

Topmodelle der Pulsuhren haben zusätzliche Funktionen wie programmierbare Timer, unterschiedliche Speicherintervalle oder eine Stoppuhr. Sie können teilweise mit einer speziellen Software die Daten direkt in Ihren Computer einlesen, auswerten, grafisch darstellen, archivieren und vergleichen. Solche Zusatzfunktionen haben aber natürlich auch ihren Preis.

Stretching wirkt Wunder

Das Lauftier Mensch kann viel von anderen Tieren lernen. Sicher haben Sie schon einmal beobachtet, was ein Hund oder eine Katze tun, ehe sie in die Gänge kommen. Sie recken, strecken und dehnen sich, sie machen einen Katzenbuckel und bringen die Muskeln, die sie gleich gebrauchen werden, in eine natürliche Spannung. Sie tun das instinktiv. Sie wissen von Natur aus, was gut tut. Wir menschlichen Lauftiere sollten uns auch darauf besinnen. Läufer sind – genau wie Radfahrer – oft ausgesprochen steif in der Muskulatur. Wer versucht, aus dem Stand sofort Höchstleistungen zu erbringen, überfordert seinen Körper und steigert nur eines: das Verletzungsrisiko.

Vorteile des Stretchings

Das gute, alte Dehnen ist unter einem wesentlich flotteren Begriff wieder populär geworden: Stretching. Durch die richtige Dehngymnastik werden die

So halten Sie die Muskeln locker

Stretching ist leicht. Halten Sie beim Stretching Ihren Rücken gerade. Es kommt vor allem auf ein entspanntes, kontinuierliches Dehnen an, alle Aufmerksamkeit soll den Muskeln gelten, die gerade gestreckt werden.

- Vorsichtig in die Spannung hineindehnen, bis zum leichten Zugempfinden; halten Sie den Dehnungsreiz rund 20 Sekunden lang.
- Entspannen Sie kurz (zwei Sekunden).
- Stretchen Sie noch einmal. Machen Sie dieselbe Übung gefühlvoll noch einmal, und dehnen Sie jetzt etwas weiter als während der ersten Phase. Es darf jedoch auf keinen Fall wehtun.
- Sie dürfen nicht wippen. Was Sie nicht durch einen langsamen, kontinuierlichen Zug zustande bringen, kann nicht gesund sein. Genauso wenig sollten Sie nachfedern oder sich ruckartig bewegen.
- Atmen Sie langsam, gleichmäßig und kontrolliert.
- Atmen Sie während der Vorwärtsbewegung aus.
- Atmen Sie, während Sie die Dehnung halten, langsam weiter.

Muskeln und Gelenke geschmeidiger und beweglicher. Stretching bereitet auf Bewegung vor und hilft, den Übergang von körperlicher Ruhe zu energischer Bewegung ohne große Belastung zu schaffen und danach die Spannung auch wieder abzubauen.
Dehn- und Lockerungsübungen sollten für jeden Läufer unverzichtbarer Teil des Trainings sein. Durch diese Art des gründlichen Aufwärmens lernen Sie außerdem Ihren Körper besser kennen. Wer unter Verspannungen leidet, kann durch regelmäßiges Stretching Körpergefühl und Körperbewusstsein verbessern.

Acht Dehnübungen

Wadenmuskel und Achillessehne

Stützen Sie sich mit den Händen an einem Baum oder einer Wand ab. Ein Bein schieben Sie gestreckt weit nach hinten, wobei die Ferse flach aufgesetzt bleibt. Halten Sie den Körper während der Übung gerade. Die Spannung 20 Sekunden halten, dann die Seite wechseln.

Tiefer Wadenmuskel und Achillessehne

Setzen Sie das zu dehnende Bein etwas nach hinten, und gehen Sie leicht in die Hocke. Die Ferse

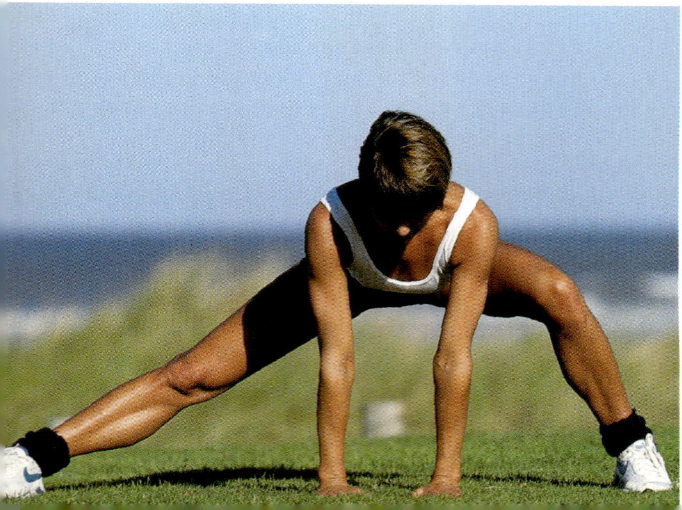

bleibt wieder flach aufgesetzt. Spannung 20 Sekunden halten, danach die Seite wechseln.

Hintere Oberschenkelmuskulatur
Setzen Sie die Ferse auf eine Auflage, die nicht zu hoch sein sollte. Beugen Sie die Knie leicht. Dann beugen Sie den Oberkörper nach vorn, allerdings mit geradem Rücken, um die Bandscheiben nicht zu belasten. Spannung 20 Sekunden halten, dann die Seite wechseln.

Vordere Oberschenkelmuskulatur
Winkeln Sie im Stand ein Bein an, umfassen Sie ein Fußgelenk, und ziehen Sie es zum Po hoch – dabei Hohlkreuz durch Anspannen der Gesäß- und Bauchmuskulatur vermeiden. Ziehen Sie das Bein nicht zur Seite. Gerade stehen, eventuell festhalten. Die Spannung etwa 20 Sekunden lang halten, anschließend die Seite wechseln.

Innere Oberschenkelmuskeln
Gleiten Sie vorsichtig aus dem Stand in die Grätsche, vermeiden Sie dabei durch Anspannen der Rumpfmuskulatur ein Hohlkreuz. Beugen Sie sich nach 20 Sekunden nach vorn, und stützen Sie sich mit den Händen ab, um andere Anteile der Adduktorengruppe zu dehnen. Beugen Sie nun ein Bein, während das andere gestreckt bleibt (Abbildung Seite 86), und stützen Sie sich so ab, dass der Oberkörper in der Waagerechten ist. Die Spannung 20 Sekunden lang halten, dann die Seite wechseln.

Hüftbeugemuskeln
Gehen Sie aus dem Stand in den Ausfallschritt, schieben Sie das hintere Bein gestreckt zurück. Verdrehen Sie dabei das Becken nicht seitlich. Vermeiden Sie durch Anspannen der Gesäß- und Bauchmuskulatur ein Hohlkreuz. Die Spannung 20 Sekunden lang halten, dann die Seite wechseln. Der Hüftbeugemuskel ist oft stark verkürzt, was zu Rückenschmerzen führen kann.

Gesäßmuskulatur
Winkeln Sie in Rückenlage ein Bein an, greifen Sie ein Fußgelenk, und ziehen Sie es seitlich in Richtung der gegenüberliegenden Schulter. Das gezogene Knie sollte im rechten Winkel gebeugt

und das andere Bein gestreckt bleiben. Das Becken liegt flach am Boden. Spannung 20 Sekunden lang halten, dann die Seite wechseln.

Brustmuskulatur

Lehnen Sie sich mit angewinkelten Armen an einen Baum oder Türrahmen, und gehen Sie einen Schritt nach vorn. Der Rücken bleibt dabei ganz gerade. Schieben Sie die Brust nach vorn oben (wie beim Einatmen). Diese Übung dehnt die oftmals von langer Sitzarbeit verkürzten Brustmuskeln und verbessert zusätzlich die Armhaltung beim Laufen.

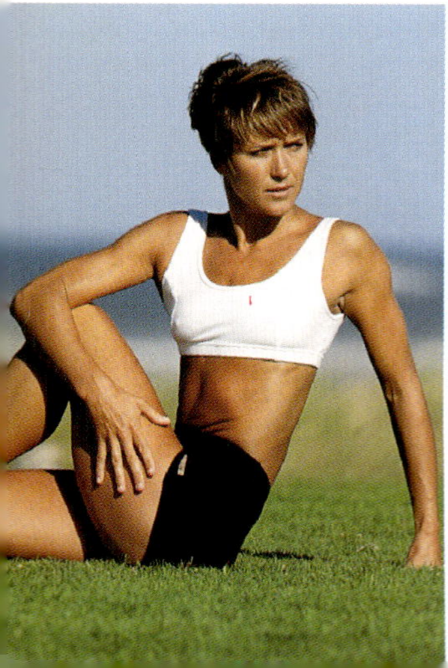

Vier Kräftigungsübungen

Wenn Sie Ihre Dehnübungen absolviert haben, sollten sie noch ein paar Übungen anschließen, die dazu dienen, einige Muskelpartien zu kräftigen. Ideal wäre es, wenn Sie beide Übungsfolgen jeweils vor und nach Ihrem Lauftraining durchführen würden. Es kostet nicht viel Zeit, hat aber erhebliche Auswirkungen auf Fitness- und Gesundheitszustand. Übertreiben Sie aber das Stretching nicht. Wenn Sie doppelt so viel trainieren, verdoppelt sich nicht auch der Abnehmeffekt – diese Rechnung geht leider nicht auf. Zu viel Training kann leicht zu Verletzungen führen.

Schulterblattmuskeln

Eine Fußlänge entfernt vor eine Wand stellen. Drücken Sie den angelehnten Körper mit den im rechten Winkel abstehenden Ellbogen von der Wand ab. Die Arme dabei nicht absinken las-

Effektiv für Rumpf und Gesäß ist auch diese Dehnübung. Halten Sie die Spannung 20 Sekunden lang, dann die Seite wechseln. Achten Sie dabei auf einen geraden Rücken.

sen. Diese Übung verbessert ebenfalls die Armhaltung beim Laufen.

Seitliche Rumpfmuskulatur

In gestreckter Seitlage Hüfte anheben und in den Seitstütz gehen. Die Position einige Sekunden lang halten. Bei schlechterem Trainingszustand das obere Bein vorsetzen. Machen Sie ein paar Wiederholungen für beide Seiten.

Bauchmuskulatur

In Rückenlage die Beine anwinkeln und entspannen. Dann nur die Schultern abheben und 20 Sekunden lang halten, die Lendenwirbelsäule bleibt flach am Boden. Ein paar Wiederholungen ausführen. Die Übung stabilisiert die Beckenhaltung und beugt Seitenstechen vor.

Rückenmuskulatur

Aus dem Vierfüßlerstand diagonal den linken Arm und das rechte Bein in die Waagerechte anheben und 20 Sekunden lang halten. Dabei das Becken nicht hoch- bzw. verdrehen und ein Hohlkreuz vermeiden. Die Übung auf beiden Seiten einige Male wiederholen.

Ernährung für mehr Power

Fitness hört nicht an der Kühlschranktür auf. Wer fit sein will, muss seinen Körper mit allem versorgen, was dieser braucht, um gesund zu sein und Leistung bringen zu können.

Kohlenhydrate

Kohlenhydrate werden von grünen Pflanzen bei der Photosynthese aus Kohlendioxid und Wasser mit Hilfe von Sonnenlicht gebildet. Die kleinste Kohlenhydrateinheit (Einfachzucker) ist die Glukose. Sie wird in Muskeln und Leber als Glykogen gespeichert. Die Glykogendepots des Ausdauersportlers sind begrenzt und müssen ständig aufgefüllt werden.
Enthält die Alltagskost nur bis zu 40 Prozent Kohlenhydrate, so würde bei einem Sportler das Glykogendepot innerhalb einiger Tage verarmen. Um aber weiter trainieren zu können, muss die Nahrung 60 und mehr Prozent Kohlenhydrate enthalten. Besonders gute Kohlenhydratquellen, die auch reichlich Vitamine, Mineralstoffe und Spurenelemente enthalten, sind:

- Obst, Gemüse (besonders Kartoffeln) und Trockenobst
- Vollkornnudeln, -reis, -brot
- Salate

Fette und Öle

Fett ist ein Wärmepolster und ein leichter, aber großer Energiespeicher, der für mindestens 20 Marathonläufe reichen würde. Normalgewichtige Männer haben einen Körperfettgehalt von 13 bis 21 Prozent, Frauen 18 bis 26 Prozent. Leistungsläufer liegen im unteren Bereich oder sogar darunter.
Man unterscheidet gesättigte und einfach oder mehrfach ungesättigte Fettsäuren. Essenzielle (lebensnotwendige) Fettsäuren wie Linolen- und Linolsäure müssen mit der Nahrung zugeführt werden. Besonders wertvolle Fette sind in Oliven-, Distel-, Sonnenblumen-, Maiskeim-, Kürbiskern-, Walnuss- und Weizenkeimöl sowie in Meeresfischen wie Makrelen (Omega-3-Säuren) enthalten.
Fette benötigen zu ihrem Abbau mehr Sauerstoff, liefern aber pro Gramm mit neun Kilokalorien mehr als doppelt so viel Energie wie Kohlenhydrate oder Eiweiße (je vier Kilokalorien).

Fett einsparen Insbesondere tierische Fette mit hohem gesättigtem Fettsäurenanteil und Cholesterin müssen zugunsten von Kohlenhydraten halbiert werden. Das ist gar nicht so einfach. Fette lauern versteckt in Käse, Fleisch, Wurst und Süßigkeiten. Fettärmere Kost erreicht man bei der Auswahl der Lebensmittel, aber auch bei der Zubereitung: Grillen, Kochen und Dünsten statt Braten oder Frittieren. Zudem sind diese Verfahren vitaminschonender.

Eiweiß (Proteine)

Wirkstoffe und Strukturelemente wie Enzyme, Hormone, Antikörper, Hämoglobin, Bindegewebe und Muskulatur bestehen aus Eiweißen. Sie sind im Körper einem ständigen Umbau unterworfen. Die Eiweiße des Menschen bestehen aus 25 Aminosäuren, von denen Erwachsene acht mit der Nahrung aufnehmen müssen. Je nach Gehalt an diesen essenziellen Bausteinen haben Lebensmittel unterschiedlichen Wert für unsere Proteinversorgung. Die höchsten Werte erzielen z. B. das Ei-Eiweiß, Milch, Quark und Dorsch. Eine noch bessere Versorgung erzielen

Sie durch geschickte Eiweißergänzung von pflanzlichen mit tierischen Lebensmitteln, wobei der pflanzliche Anteil jeweils die größere Portion sein sollte:

- Pellkartoffeln mit Ei
- Quark mit Vollkorngetreide
- Fisch mit Vollkorngetreide
- Bohnen mit Vollkorngetreide
- Bohnen mit Fisch oder Fleisch
- Müsli mit Milch

Weitere fettarme, aber vitamin- und mineralstoffreiche, hochwertige Eiweißquellen sind Geflügel, Soja und Amaranth (Reformhaus). Zwei Drittel der durchschnittlichen Proteinzufuhr bestehen aus tierischem Eiweiß. Diese sollten zugunsten der genannten hochwertigen Kombinationen und der pflanzlichen Proteine reduziert werden.

Vitamine

Vitamine sind Bestandteile unserer Nahrung, bei denen kleine Mengen große Wirkung haben können. Man unterteilt sie in wasser- (B-Komplex, C) und fettlösliche (A, D, E, K) Vitamine. Durch einseitige oder falsche Ernährung (Fastfood, Süßigkeiten, Fertigessen), Abführmittel und bei Diäten kann es zur Unterversorgung kommen. Gerade bei Leistungssportlern ist der Vitaminbedarf erhöht. Die gleichzeitig erhöhte Kalorienzufuhr kann aber bei vollwertiger Ernährung normalerweise diesen Mehrbedarf ausgleichen. Fettlösliche Vitamine werden im Fettgewebe gespeichert, während die wasserlöslichen ständig neu zugeführt werden müssen, ein Überschuss wird ausgeschieden.

Vitaminverluste vermeiden

Die wasserlöslichen Vitamine B1 und C können bei der Zubereitung der Nahrung leicht ausgeschwemmt werden, sie sind hitzeempfindlich und oxidieren an der Luft. Vitamin B1 ist an der Energiegewinnung aus Kohlenhydraten beteiligt und daher für Ausdauersportler besonders wichtig. Der Bedarf ist bei kohlenhydratreicher Kost und starkem Alkoholkonsum erhöht. Fettlösliche Vitamine sind hingegen relativ hitzestabil. Gemüse sollte vitaminschonend nur »al dente« und nicht zu Matsch gedünstet werden.

Mineralstoffe

Mineralstoffe und Spurenelemente sind anorganische Bestandteile des Skeletts und beeinflussen als gelöste Elektrolyte u. a. Nervenleitung, Muskelkontraktion. Mineralien sind auch Bestandteile von Enzymen. Beim Schwitzen verliert der Körper Elektrolyte wie Natrium, Kalium und Magnesium. An Natriumchlorid (Kochsalz) besteht bei uns eher eine Überversorgung. Kalium ist wichtig zur Bildung des Glykogendepots.

Magnesium ist Gegenspieler von Kalzium und wichtiger Enzymaktivator im Energiestoffwechsel. Im Schweiß geht überproportional viel Magnesium verloren. Kalzium, Vitamin-B1-Mangel, Alkohol und fettreiche Nahrung beeinträchtigen die Aufnahme im Darm. Magnesium ist in grünen Pflanzen sowie in Meeresfisch reichlich vorhanden. Eine weitere gute Quelle sind magnesiumreiche Mineralwässer (über 100 Milligramm pro Liter).

Eisen ist als Zentralatom des Hämoglobins in den roten Blutkörperchen wesentlich am Transport des Sauerstoffs und dessen kurzfristiger Speicherung im Muskel beteiligt. Eisenmangel (mit daraus resultierender Anämie) hat daher fatale Folgen für Ausdauersportler. Durch die Monatsblutung haben Frauen einen höheren Eisenbedarf. Leber enthält zwar viel Eisen, sollte aber wegen der Schadstoffbelastung nur selten gegessen werden. Gute Quellen sind Fleisch, Vollkornprodukte und Hülsenfrüchte – wobei Eisen aus tierischen Quellen besser aufgenommen wird als aus pflanzlichen. Vitamin C fördert die Aufnahme von Eisen im Darm, Gerbstoffe in Kaffee und Schwarztee behindern sie.

Getränke

Der Mensch besteht zu rund 60 Prozent aus Wasser. Starke Wasser- und Elektrolytverluste entstehen nicht nur beim Schwitzen, sondern auch durch Abführtabletten und harntreibende koffeinhaltige Getränke und Alkohol. Wer viel Bier und Kaffee trinkt, trocknet innerlich regelrecht aus. Diese Entwässerung führt zu Leistungseinbußen im Alltag und beim Sport.
Gute Getränke für Läufer:

- Fettarme Milch
- Elektrolytreiche Mineralwässer
- Früchtetees
- Gemüsesäfte
- Fruchtsaftschorlen

- Obstsäfte (nicht zuckerhaltige Nektare und Fruchtsaftgetränke)

Über Nacht verlieren Sie viel Flüssigkeit durch Atmen, Schwitzen und Ausscheidung. Vor allem an heißen Tagen beginnen viele Sportler Training oder Wettkampf unbewusst mit einem Wasserdefizit. Schon morgens nach dem Aufstehen sollten Sie daher ein großes Glas Saftschorle oder Mineralwasser trinken.

Alkohol ist zwar eine Droge, aber in geringen Mengen ist er sogar gesund (0,25 Liter Wein, 0,5 Liter Bier).

Gesundes Naschen

Um die Lust auf Süßes zu befriedigen, gibt es auch gesundes Naschwerk: Obstkuchen, Früchte, Trockenobst. Verschieben Sie schrittweise Ihr normales Süßbedürfnis: weg von industriell produzierten Süßigkeiten hin zu natürlicher Ernährung. Popcorn ist ein gesunder Snack, den man leicht herstellen und den Zucker bzw. Salzgehalt selbst bestimmen kann. Wer sich sonst vollwertig ernährt und körperlich aktiv ist, kann sich ohne schlechtes Gewissen gelegentlich Schokolade oder ein Stück Schwarzwälder Kirschtorte gönnen.

Ernährungstipps

Müsli gibt Kraft

Müsli ist ohne Einschränkung wertvoll: Es ist eine Powereiweißkombination aus Milch- und Getreideflockenprotein, dazu reichlich Kohlenhydrate, Mineralien und Vitamine aus Vollkorn, Nüssen und Obst, das auch die natürliche Süße liefert. Die im Müsli enthaltenen Faserstoffe tragen nach einer kurzen Gewöhnungsphase zu einem natürlichen und geregelten Stuhlgang bei. Ballaststoffreiche Ernährung, ein Glas Mineralwasser und ein Dauerlauf – und schon ist's vorbei mit der Verstopfung!

Müsli sollte dabei nicht mit Kaffee, sondern besser mit hochwertigem Fruchtsaft kombiniert werden, da dieser die Aufnahme von Mineralien und Spurenelementen fördert.

Naturbelassenes essen

Die Nahrung sollte so wenig wie möglich industriell aufbereitet sein. Haferflocken sind besser als Cornflakes, die im Nachhinein wieder künstlich mit Vitaminen aufgepäppelt werden. Ein weiteres Beispiel ist die Kartoffel. Die gesündeste Version ist die Pellkartoffel. Kartoffelchips hingegen enthalten viel Fett, Kochsalz, Geschmacksverstärker, Farb- und Konservierungsstoffe.

Rohkost und Keimlinge

Ein Teil der pflanzlichen Nahrung sollte roh verzehrt werden. Am einfachsten: Rohkostsalat mit etwas kaltgepresstem Olivenöl. Dieser kann mit frisch gezogenen Keimlingen oder Sprossen, den reinsten Vitaminbomben, und frischen Kräutern angereichert sein. Übrigens kann man sogar in Steakhäusern gut vegetarisch essen. Bestellen Sie Salat und Kartoffeln in Alufolie.

Fleisch nur als Beilage

Die Proportionen beim Essen stimmen, wenn Salat und Gemüse zur Hauptmahlzeit und Fleisch und Fisch eher zur Beilage werden. Wenn Sie sich Kantinenkost nicht entziehen können, werten Sie sie durch Obst auf. Mittags gibt es zu Fastfood und Bratwurst gesunde Alternativen: Fragen Sie den Bäcker nach Müslistangen, Frischobst gibt es überall. Dosenfutter ist jedoch absolut für die Katz. Sie sollten beim Essen wie beim Training auf Abwechslung achten.

Rund um den Lauf

Unmittelbar vor, während oder nach dem Training oder Wettkampf muss ein Läufer anders essen. Die letzte leichte, kohlenhydratreiche Mahlzeit sollte spätestens zwei, besser drei Stunden vorher eingenommen werden. Probieren Sie aus, was Ihnen gut tut. Schnell verdaulich und wenig belastend sind:

- Banane
- Weißbrot mit wenig Butter und Honig
- Kartoffelpüree
- Weißer Reis (wird von asiatischen Sportlern bevorzugt)
- Haferflocken oder Grießbrei

Meiden Sie auf jeden Fall fette oder ballaststoffreiche Lebensmittel. Während bei der Alltagskost Vollkornprodukte wertvoller sind, belasten und verzögern sie vor einem Training oder Wettkampf unnötig die Verdauung. Trinken Sie über den ganzen Tag, aber nicht zu viel unmittelbar vor dem Laufen, um Seitenstechen zu vermeiden. Bei kühlem Wetter reicht ein halber Liter in den letzten zwei Stunden vor dem Lauf. Bei Wärme und langen Distanzen sollten Sie immer gut hydriert starten.

Erste Hilfe bei Beschwerden

Fuß geprellt oder verstaucht? Schmerzen am Knie, an der Achillessehne oder am Schienbein? Pech gehabt? Bei den meisten Akutverletzungen können Sie nach der P-E-C-H-Formel Schadensbegrenzung betreiben:

- P wie Pause (Ruhe)
- E wie Eis (rasche Kühlung, mehrmals täglich für etwa 10 bis 15 Minuten anwenden)
- C wie Compression (Druck, z. B. durch elastische Binden)
- H wie Hochlagern (bis zu 48 Stunden lang)

Anschließende Ruhigstellung ist das Wichtigste. Ruhe kann Laufpause heißen oder Ausweichen auf einen Ausgleichssport – je nach Art der Verletzung. Sie muss aber in Ruhe ausheilen.

Hausrezepte

Achillessehnenreizung

Ursache Die Achillessehne verbindet die beiden großen Wadenmuskeln und befestigt sie an der Rückseite des Fersenbeins. Beschwerden sind Folge von Fehl- oder Überbelastung durch z. B. ungewohnt hohe Trainingsintensität oder falsches bzw. altes Schuhwerk oder Überpronation (Knickfuß nach innen). Die Wadenmuskulatur ist nicht elastisch genug.

Das hilft Nach dem Training Eispackungen. Belastung reduzieren. Schuhe überprüfen. Trainingspause, Aquajogging, Rad fahren, eventuell zum Arzt.

Vorbeugung Gutes Schuhwerk (mit innen verstärkter Mittelsohle und stabiler Fersenkappe). Fuß mit hartem Fersenkeil leicht erhöhen. Regelmäßiges Stretching der Wadenmuskulatur. Die Belastung behutsam steigern. Laufen auf ebenem Untergrund.

Blasen

Ursache Aufgrund von Reibung sammelt sich Gewebeflüssigkeit zwischen der inneren und äußeren Hautschicht.

Das hilft Nur bei kleineren Blasen ist Selbstbehandlung möglich: mit desinfizierter Nadel hineinstechen, damit die Flüssigkeit ablaufen kann. Danach die Haut sorgfältig desinfizieren und mit sterilem Verband (z. B. »Second Skin«) abdecken. Wenn nötig, Behandlung wiederholen. Bei größeren, schmerzhaften Blasen zum Arzt.

Vorbeugung Sorgfältige Fußhygiene. Faltenfreie, saubere Strümpfe. Neue Schuhe gut einlaufen, Druckstellen einreiben (Hirschtalg).

Bänderdehnung

Ursache Passiert häufig beim Laufen auf unebenem Boden oder bei Unachtsamkeit: Der Fuß knickt um. Die Folge: Verstauchung (Distorsion) des Sprunggelenks mit Bänderdehnung oder sogar Bänderriss.

Das hilft Kälte, Kompressionsverband, Hochlagern – den Fuß ruhig stellen. Danach sollte ein Arzt das Ausmaß der Verletzung untersuchen. Wenn ein oder mehrere Bänder gerissen sind, ist eine sechswöchige Ruhigstellung wichtig.

Vorbeugung Regelmäßige Kräftigung der Unterschenkelmuskeln (Schienbein-, Waden-, Fußmuskulatur). Anfällige Läufer sollten höhere Schuhe, die über den Knöchel reichen, oder Bandagen tragen und unebenes Gelände meiden.

Dehydrierung

Ursache Zu wenig getrunken, zu viel geschwitzt, d. h., wenn Sie außerordentlich viel Körperflüssigkeit verloren haben. Die Symptome: Durst, Schwäche, Schwindelgefühl, eventuell Brechreiz. Starke Dehydrierung führt zu Krämpfen, mitunter zu Schüttelfrost.

Das hilft Schattiges Plätzchen suchen, reichlich trinken – und sofort das Training abbrechen.

Vorbeugung Reichlich trinken.

Ischiasbeschwerden

Ursache: Reizung des Ischiasnervs. Durch fehlerhaften Laufstil (Knickfuß nach innen oder außen, verspannte Oberschenkel- und Gesäßmuskulatur), schwache Bauchmuskeln oder biomechanische Probleme (unterschiedlich lange Beine, Rückenzerrung) können diese brennenden Kreuzschmerzen im Gesäßbereich auftreten und bis in den Fuß ausstrahlen.

Das hilft Kein Eis, sondern entzündungshemmende Medikamente und Wärme. Locker gehen oder laufen; im Sitzen sind die Probleme eventuell stärker; vom Arzt behandeln lassen.

Vorbeugung Auf gute Sitzhaltung achten. Dehnübungen für Oberschenkelrückseite, Hüftbeuger, Liegestütze, Rücken- und Bauchmuskeltraining.

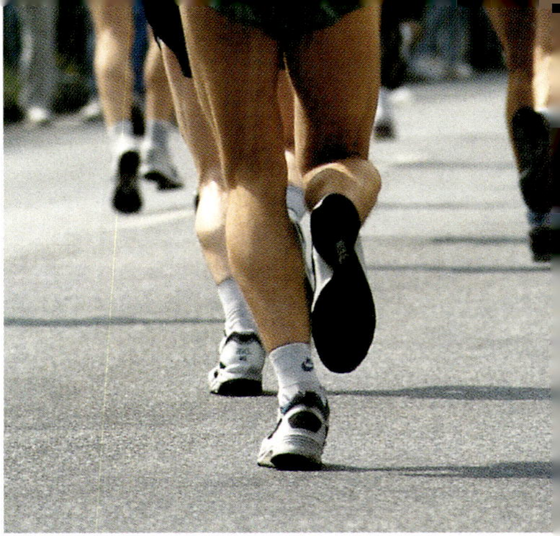

Der Fuß knickt nach innen – die so genannte Überpronation. Achillessehnen- und Kniebeschwerden drohen. Hier sind spezielle Schuheinlagen dringend anzuraten.

Knieschmerzen

Ursache Nachlässiger Laufstil, zu intensives Training oder zu schnell gesteigerter Trainingsumfang. Beim Fersenaufsetzen kann der Oberschenkelstrecker mit großer Kraft aufs Kniegelenk gepresst werden. Sie spüren den Schmerz rund um die Kniescheibe. Gefahr von Einklemmung oder Verschleiß der Menisken, Fehlstellungen.

Das hilft Wenn sich durch Drücken um die Kniescheibe herum ein Schmerzpunkt finden lässt – mit Eis behandeln. Wenn eine Schwellung erkennbar ist – einen Sportarzt aufsuchen.

Vorbeugung Regelmäßiges Stretching und Kräftigungsübungen der beteiligten Muskelgruppen. Maßvoller Trainingsaufbau und optimales Schuhwerk.

Knöchelverstauchung

Ursache Durch Umknicken des Fußgelenks werden die Bänder gezerrt und überdehnt und entzünden sich. Eine Verstauchung zweiten Grades bedeutet: teilweiser Riss von einem oder zwei Bändern. Dritten Grades heißt: Abriss aller drei Bänder.

Das hilft Den verletzten Fuß hoch lagern, ruhig stellen. Drei- bis viermal täglich Kältebehandlung. Nach 12 bis 24 Stunden mit Wärme gegen den Bluterguss vorgehen. Wenn das Gelenk anschwillt, stark schmerzhaft ist und bewegungsunfähig wird – zum Arzt.

Vorbeugung Kräftigungsübungen für die Füße, umsichtig laufen – besonders auf ungewohntem Belag.

Metatarsalgie (Schmerzen am Mittelfußköpfchen)

Ursache Fehlstellung eines Metatarsalknochens, der dadurch höherer Druckbelastung ausgesetzt ist. Der Schmerz im Bereich der Mittelfußknochen fühlt sich an, wie ein Steinchen im Schuh.
Das hilft Den Druck auf die verletzte Stelle reduzieren, entweder durch ein spezielles Ballenkissen (Apotheke oder Sanitätsfachgeschäft) oder ein Loch in die Einlegesohle schneiden.
Vorbeugung Gut gedämpfte Laufschuhe tragen, eventuell spezielle Einlegesohlen.

Muskelkrämpfe

Ursache Besonders bei großer Hitze, wenn der Körper durch starkes Schwitzen Wasser, Mineralien (vor allem Magnesium, Kalium) verliert; verspannte Muskeln.
Das hilft Sofort die Belastung unterbrechen. Die verkrampften Muskeln vorsichtig dehnen, den Gegenmuskel anspannen.
Vorbeugung Reichlich trinken gegen die Dehydrierung, gut aufwärmen, Dehnungsübungen.

Muskelzerrung

Ursache Werden Muskeln abrupt oder an der Leistungsgrenze beansprucht (z. B. überdehnt), kann es zu Zerrungen und Rissen kommen; besonders gefährdet sind schlecht durchblutete, verhärtete Muskelbereiche. Symptom: stechender Schmerz.
Das hilft Laufpause einlegen. Kühlen mit Eis, Kompressionsverband. Das Bein hoch lagern.
Vorbeugung Regelmäßiges Stretching, gezielte Kräftigungsübungen, sorgfältig aufwärmen.

Prellung

Ursache Stumpfe Gewalteinwirkung. Es besteht immer die Gefahr, dass Knochen, Blutgefäße oder Nerven verletzt wurden – deshalb zum Arzt gehen!
Das hilft Eis, kalte Umschläge, Kompression, Hochlagern, um Schwellung und Bluterguss gering zu halten. Möglichst bald isometrische Übungen, Anspannen der betroffenen Muskulatur. Keine Massagen!
Vorbeugung Umsichtig laufen.

Schienbeinschmerzen

Ursache Oft harter Untergrund, auch abgelaufene Schuhe, zu lange Trainingsläufe. Die Überlastung der Knochenhaut des Schienbeins und der ansetzenden Muskulatur entsteht besonders bei extremer Überpronation. Denn bei jedem Aufsetzen des Fußes wird der vordere Schienbeinmuskel gleichzeitig gedehnt und angespannt.
Das hilft Nach dem Laufen Eis, entzündungshemmende Medikamente. Wadenmuskulatur dehnen. Einige Tage Trainingspause. Eventuell Sportarzt aufsuchen.
Vorbeugung Regelmäßig die Schienbeinmuskeln kräftigen.

Sehnenzerrung

Ursache Plötzliche Fehlbelastung (Umknicken, Verdrehen des Gelenks), unkontrollierte Aktion.
Das hilft Ruhigstellen im Stützverband, gut kühlen, pausieren.
Vorbeugung Regelmäßiges Stretching.

Verrenkung

Ursache Knochen, die das Gelenk bilden, werden vollkommen gegeneinander verdreht. Manchmal springen sie anschließend wieder in ihre alte Position zurück. Wenn nicht, ist das eine schwer wiegende Verletzung (Luxation), mit heftigen Schmerzen verbunden. Das Gelenk schwillt an. In jedem Fall sofort zum Arzt!
Das hilft Das verletzte Gelenk hoch lagern, gut kühlen, ruhig stellen.
Vorbeugung Vor dem Laufen aufwärmen, Kräftigungsübungen. Nach überstandener Verletzung das betroffene Gelenk mit einem Verband oder einer Bandage stützen.

Wolf (Wundscheuern)

Ursache Starke Reibung der Haut mit Salzkristallen des Schweißes an den Innenseiten der Oberschenkel oder unter den Armen.
Das hilft Die aufgeriebenen Stellen mit Vaseline oder Talkum behandeln, eventuell einen Verband darüber legen.
Vorbeugung Hygiene; auf andere Laufbekleidung (sind Nähte schuld?) umsteigen. Laufhosen aus Baumwolle meiden (sie halten den Schweiß länger). Empfehlenswert: Tights aus Kunstfasern. Vor dem Laufen empfindliche Stellen mit Vaseline eincremen.

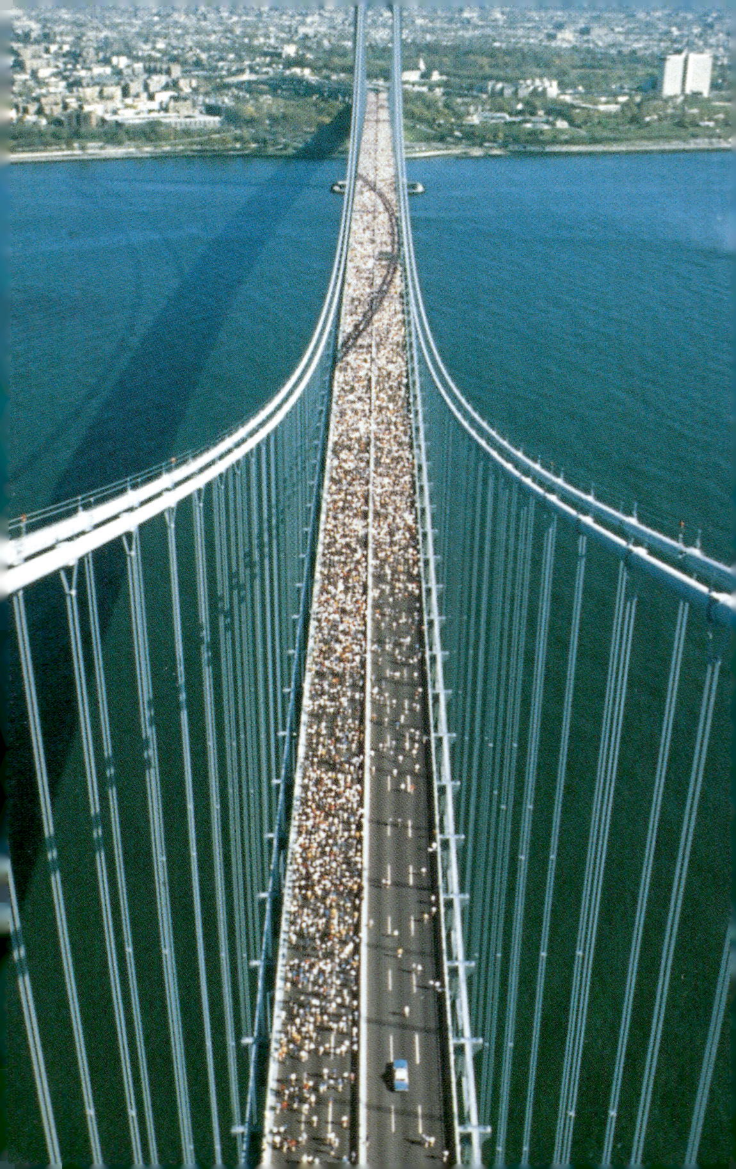

Laufen rund um den Globus

Haben Sie sich schon einmal überlegt, ein gutes Laufseminar zu besuchen? Dort treffen Sie nicht nur jede Menge Gleichgesinnte, sondern Sie bekommen auch direkt vom Experten eine Fülle von Tipps und Anregungen rund um das Thema »Laufen«. Und wenn Sie dann so richtig in Schwung gekommen sind und fleißig trainiert haben, winkt die Teilnahme an einem kürzeren oder längeren Volkslauf – vielleicht peilen Sie ja auch schon das große Ziel an: einen Marathon zu absolvieren.

Sie finden in diesem Kapitel ausgewählte, attraktive Laufseminare, die größten Laufreiseveranstalter und viele Adressen und Termine von besonders reizvollen Marathons und Volksläufen.

Laufen lernen – aber richtig

Viele wissen gar nicht, dass es so etwas gibt. Und viele, die immerhin schon mal davon gehört haben, fragen meist verständnislos: Was soll das denn, außer einem Gruppenerlebnis mit Gleichgesinnten, schon bringen – so ein Laufseminar?
Komisch, wer Reiten, Skilaufen, Tennis oder Golf lernen will, findet es völlig normal, einen Lehrer zu buchen und/oder einen Kurs mitzumachen. Aber beim Thema »Laufen« melden die meisten Zweifel an. Lässt sich denn beim Laufen noch was Wesentliches dazulernen? Gibt es kleine Kniffe und Tricks, die man sich auch nicht anlesen kann? Geht Laufen denn nicht wie von selbst? Von wegen. Laufen ist zwar leicht, aber gleichzeitig auch kompliziert. Laufen ist nur dann ganz einfach und einfach klasse, wenn man gewisse Grundlagen über sich und seinen Körper weiß. Manche können solche Sachen tausendmal lesen, z. B. dass es – beim Joggen, bei Trainingsläufen – gar nicht so sehr auf schnelles Tempo ankommt. Doch allzu oft rauschen fundamentale Informationen einfach durch. Manche machen zwar nach dem Laufen Gymnastik – aber falsch.

Laufen mit Experten lohnt

Wenn ein anerkannter Laufexperte Zusammenhänge erklärt, vielleicht noch, während man mit ihm Seite an Seite läuft, beachtet man auch kleine Tipps mehr (»Höre in deine Beine, miss deinen Puls«). Da bekommen sogar häufig gehörte Allerweltsweisheiten (»Laufen ohne Schnaufen«) neue Bedeutung. Alte Hasen beurteilen Ihren Laufstil, schreiben individuelle Trainingspläne für Sie und sind immer gut für interessante Einsichten (»Ruhiger Dauerlauf ist die Basis für Klasse«).

Damit es ein Erfolg wird

Damit ein Laufseminar für Sie wirklich zu einem Erfolg werden kann, sollten Sie:

- Vorab klären, ob Sie ein Laufseminar mit Workshop und Vorträgen, eine Art Trainingslager oder ein komfortabler Trainingsurlaub mit unterhaltsamem Rahmenprogramm erwartet.
- Sich vor der Buchung unbedingt nach den genauen Inhalten

und Leistungen, die angeboten werden, erkundigen.

- Gleich bei Beginn Ihre Vorstellungen offen äußern – nur dann kann der Veranstalter Ihre Wünsche berücksichtigen.

Die attraktivsten Laufseminare

Arolsen (bei Kassel)

Angebot Lauftraining (Steigerungsläufe, Testläufe, Morgentrab), Leistungsdiagnostik, Vorträge, Stretching, individuelle Trainingsplanung. Zwei Betreuer (Sportlehrer, Trainer). Teilnehmer: 20; geeignet für Fitness- und Freizeitläufer bis Läufer nationaler Klasse.

Info Interessengemeinschaft der Langstreckenläufer (IGL), Heinz Spies, Tel. 04 21/37 27 97

Bad Wildungen

Angebot Laufwochen mit Training, sportmedizinische Leistungsdiagnostik, Therapie, Regeneration. Vier Betreuer (u. a. Ralf Salzmann). Teilnehmer: 12 bis 15; geeignet für Freizeit- bis Leistungssportler.

Info Medizinisches Zentrum Parkhöhe, H. Drescher, Tel. 056 21/70 36 21

Dersau (Holsteinische Schweiz)

Angebot Zielgerichtetes Lauftraining mit Technikschulung, Gymnastik, Lehrgespräche, Verletzungsvorbeugung, Trainingsanalyse. Zwei Betreuer. Teilnehmer: maximal 13; geeignet für Anfänger bis Marathonläufer.

Info Laufsportschule Andreas, Tel. 045 26/15 11

St. Moritz

Angebot Lauftraining (80 km/Woche), Laufschule, Aquafitness, Stretching, Vorträge, Diätberatung. Kurs auch als Marathonvorbereitung. Vier Betreuer (u. a. Dr. Thomas Wessinghage, Dietmar Millonig). Teilnehmer: bis 48; geeignet für Anfänger wie für Fortgeschrittene.

Info Ryffel Running Kurse, Tel. 004 11/31/9 52 75 52

Titisee-Neustadt (Südschwarzwald)

Angebot Walking- und Lauftraining, auch Mountainbiking und Skilanglauf, umfassend Theorie und Praxis, Vorträge, Laufstilanalyse (Video), Trainingssteuerung nach Herzfrequenz, Laktatmessung, orthopädische und Materialberatung, Gymnastik, Ernäh-

rung, Vollwertkochen. Sieben Betreuer (u. a. Herbert Steffny, Charly Doll), Sportärzte, Olympiasieger Georg Thoma. Teilnehmer: maximal 30; geeignet für Laufeinsteiger bis Eliteläufer.
Info Herbert Steffny, Run Fit Fun, Tel. 076 51/89 15, Fax 076 51/881 36; E-Mail Steffny.runfitfun@t-online.de

Laufen in Deutschland

Mal sind es zehn Kilometer oder die Halbmarathondistanz, mal sind es Ultraläufe (von 50 Kilometer in Schwäbisch Gmünd bis zum Rennsteiglauf über 74,3 Kilometer), und mal ist es eine krumme Strecke: von 7,9 Kilometer in Aschaffenburg bis zehn Meilen in Schortens, von 4,1 Kilometer in Neuss bis 33,33 Kilometer auf Sylt. Jedes Wochenende findt eine Vielzahl an spannenden, schönen und schön anstrengenden Läufen statt.

Hier gibt`s Infos

Wo was in Ihrer Nähe läuft (Termine, Lauftreffs), können Sie über die Landesverbände des Deutschen Leichtathletik-Verbands (DLV) erfahren.

- **Badischer** Leichtathletik-Verband, Tel. 07 21/48 27 45, Fax 07 21/48 33 30
- **Bayrischer** Leichtathletik-Verband, Tel. 089/157 02-375, Fax 089/157 02-380
- **Berliner** Leichtathletik-Verband, Tel. 030/305 72 50, Fax 030/30 09 96 10
- Leichtathletik-Verband **Brandenburg**, Tel. 03 31/900-100, Fax 03 31/900-101
- **Bremer** Leichtathletik-Verband, Tel. 04 21/467 72 95, Fax 04 21/467 89 15
- **Hamburger** Leichtathletik-Verband, Tel. 040/69 70-34 15, Fax 040/69 70-34 16
- **Hessischer** Leichtathletik-Verband, Tel. 069/678 92 11, Fax 069/67 97 08
- Leichtathletik-Verband **Mecklenburg-Vorpommern**, Tel. 038 43/25 09-11, Fax 038 43/25 09-26
- **Niedersächsischer** Leichtathletik-Verband, Tel. 05 11/338 90-0, Fax 05 11/338 90-19
- Leichtathletik-Verband **Nordrhein**, Tel. 02 03/73 81-639, Fax 02 03/73 81-638
- Leichtathletik-Verband **Pfalz**, Tel. 06 31/340 34 57, Fax 06 31/340 34 59

- Leichtathletik-Verband **Rheinhessen**, Tel. 061 31/32 00 60, Fax 061 31/32 00 67
- Leichtathletik-Verband **Rheinland**, Tel. 02 61/135-123, Fax 02 61/914 41 03
- **Saarländischer** Leichtathletik-Bund, Tel. 06 81/38 79-245, Fax 06 81/38 79-268
- Leichtathletik-Verband **Sachsen**, Tel. 03 71/51 18 50, Fax 03 71/561 44 46
- Leichtathletik-Verband **Sachsen-Anhalt**, Tel. 03 45/540 50 51, Fax 03 45/540 50 52
- **Schleswig-Holsteinischer** Leichtathletik-Verband, Tel. 04 31/64 86-122, Fax 04 31/64 86-192
- **Thüringer** Leichtathletik-Verband, Tel. 03 61/346 05 44, Fax 03 61/345 91 14
- Fußball und Leichtathletik-Verband **Westfalen**, Tel. 023 07/371-0, Fax 023 07/371-528
- **Württembergischer** Leichtathletik-Verband, Tel. 07 11/95 59 02-0, Fax 07 11/95 59 02-15

Fünf Top-Läufe in Deutschland

- **Osterlauf Paderborn** Beliebter und ältester deutscher Straßenlauf (seit 1947). Distanzen: 21,1 km/10 km, über 2000 Teilnehmer.
  Info: H. Wiczynski, Tel. 052 51/768 55
- **Rennsteiglauf** Bergiger Klassiker für Romantiker über Stock und Stein. Lockt jedes Jahr im Mai über 10 000 Läufer und Marschierer (bis 66,5 km) an.
  Info: Guts-Muts Rennsteiglaufverein, Postfach 14, 98561 Schmalkalden
- **Mitternachtslauf Kröv** Start ist Pfingstsamstag 23.40 Uhr. Weinselige Volksfeststimmung bis in die Puppen im Weinörtchen an der Mosel. Distanz: 8,9 km.
  Info: Verkehrsbüro Kröv, Tel. 065 41/94 86, Fax 065 41/67 99
- **Nürburgring-Lauf** Auf der profilierten Grand-Prix-Strecke ist jedes Jahr jeweils Anfang Oktober Start frei für 4,5/9,0/23,8 oder auch 44,6 km – je nach Lust und Können.
  Info: Tel. 02 61/13 51 23, Fax 02 61/13 51 60

• **Silvesterlauf München** Mittags eine fröhliche, flotte 10-km-Runde um den Olympiaberg – die letzte gute Tat im alten Jahr. Info: PSV München, Peter Steinfeld, Tel. 089/14 45 12

Die schönsten deutschen Marathons

• **Bad Füssing** Termin: Anfang Februar. Thermen-Marathon, Zwei-Runden-Rundkurs.
Info: Johannesbad AG, Thermen-Marathon, Johannesstraße 2, 94072 Bad Füssing,
Tel. 085 31/230,
Fax 085 31/23 28 80

• **Hamburg** Termin: Mitte April. Frühlingsgefühle zwischen Reeperbahn und Binnenalster mit begeisterter Stimmung an der schnellen Strecke.
Info: Hansaplast Marathon, Postfach 60 62 20, 22254 Hamburg,
Tel. 040/61 67 73,
Fax 040/61 49 78

• **Hannover** Termin: Anfang Mai. Auf einer 21,1-km-Runde mit Start an der Waterloosäule und Ziel am Maschsee.
Info: Spielbanken-Marathon, Osterstraße 40, 30159 Hannover

• **Regensburg** Termin: Ende Mai. Reizvolle Strecke durch die historische Altstadt, aber auch durch weniger spannendes Umland.
Info: StadtMarathon Regensburg, Postfach 10 09 10,
93009 Regensburg,
Tel. 09 41/78 98 28,
Fax 09 41/78 98 27
www.stadtmarathon-regensburg.de

• **Lübeck** Termin: Mitte Juni. Kurs führt rund um Lübeck und durch die schöne Altstadt mit ihrem hanseatischen Charme.
Info: Hansestadt Lübeck Marathon, Postfach 13 69,
23503 Lübeck,
Tel. 045 42/83 62 86,
Fax 045 42/83 62 81

• **Karlsruhe** Termin: Mitte September. Schnelle, flache Strecke durchs Baden-Ländle.
Info: Marathon Karlsruhe e.V., Hermann-Veit-Straße 7,
76135 Karlsruhe,
Tel. 07 21/133 52 55,
Fax 07 21/133 52 49
www.Baden-Marathon.de

• **Berlin** Termin: Ende September. Schnelle Strecke, perfekte Organisation, die größte »Sause« in Deutschland.
Info: SCC Berlin Marathon, Waldschulallee 34,
14055 Berlin,

Tel. 030/302 53 70,
Fax 030/306 22 03

- **Köln** Termin: Anfang Oktober. Der attraktive Newcomer (seit 1997), Karnevalsstimmung rund um den Dom.
Info: Kölner Verein für Marathon, Stadion Müngersdorf, 50933 Köln,
Tel. 02 21/94 94-222 oder -223,
Fax 02 21/94 94-224
www.koeln-marathon.de

- **München** Termin: Mitte Oktober. Wie gut, dass in Deutschlands heimlicher Hauptstadt nach einigen Jahren Unterbrechung wieder was läuft…
Info: Verein für City-Marathon München, Nachtigallstraße 29, 80638 München,
Tel. 089/17 09 55 70,
Fax 089/17 09 55 72
www.medienmarathon.de

- **Dresden** Termin: Ende Oktober. Die Strecke führt durch die touristischen Höhenpunkte der sächsischen Metropole.
Info: Elbe-Marathon Dresden, Thomas-Müntzer-Platz 5, 01307 Dresden,
Tel. 03 51/441 90 76

- **Frankfurt** Termin: Ende Oktober. Klassiker durch die Bankenmetropole, der späteste der deutschen Topmarathons.
Info: Euro Marathon Frankfurt, Organisation, 60135 Frankfurt,
Tel. 069/971 76-330,
Fax 069/971 76-555
www.euro-marathon.de

Laufen im Ausland

Ob New York oder Kathmandu, Luxor, Boston oder Peking, Helsinki, Hanoi, Hongkong oder Honolulu – immer mehr Läufer träumen von einem Marathonabenteuer weit weg. Je exotischer die Kulisse, umso reizvoller der Trip. Fest steht: Die Zahl der Pauschalangebote und Buchungen steigt von Jahr zu Jahr deutlich an. Es gibt durchaus zahlreiche gute Gründe dafür, sich so einer organisierten Gruppenreise anzuschließen.

Die größten Laufreiseveranstalter

- **Deutsches Reisebüro DER-Tour SportLive**, Emil-von-Behring-Straße 6, 60424 Frankfurt,
Tel. 069/95 88-36 31,
Fax 069/95 88-36 07

- **Ali Schneider Marathon-Reisen**, Postfach 16 30, 82245 Fürstenfeldbruck,

Tel. 081 41/29 07 15,
Fax 081 41/29 07 16
www.as-marathonreisen.de

- **AustrAsia Tours**, Feldstraße 21, 3504 Lahnstein, Tel. 064 20/310, Fax 064 20/78 44 www.austrasiatours.de
- **Inter Air Voss Reisen**, Triftstraße 28–30, 60528 Frankfurt, Tel. 069/967 67-246, Fax 069/967 67-100
- **Kuoni Sport Live**, Neue Hard 7, CH-8037 Zürich, Tel. 00 41/1/277 40 40, Fax 00 41/1/277 47 47
- **Sportflugreisen Grosse-Coosmann**, Postfach 2766, 48014 Münster, Tel. 02 51/29 66 11, Fax 02 51/78 60 74 www.gro-co.de
- **ReiseZeit Tourismus**, Kochhannstraße 1, 10249 Berlin, Tel. 030/422 57 30, Fax 030/422 57 29
- **Spiridon Laufreisen**, Postfach 10 45 27, 40036 Düsseldorf, Tel. 02 11/72 63 64, Fax 02 11/78 68 23 www.laufmagazin-spiridon.de
- **Top Trail Tours**, Postfach 97, 57630 Flammersfeld, Tel. 026 85/73 58, Fax 026 85/82 52

Die interessantesten Lauf-Events weltweit

- **Hongkong Marathon** Termin: Anfang Februar. Info: HKAAA, Room 1017 Sports House, 1 Stadium Path, So Kon Po, Causeway Bay, Hongkong www.hkaaa.com
- **Rom Marathon** Termin: Ende März. Info: Mar Rom, Viale B, Bardanzellu 65, I-00155 Roma, Tel. 00 39/64 06 50 79 www.maratonadiroma.com
- **Two Oceans Marathon Südafrika** Termin: Anfang April. Der harte 56-km-Klassiker. Info: Two Oceans, Kapstadt, POB 22 76, Clareinch 7740, Südafrika www.TwoOceansMarathon.org.za
- **Boston Marathon** Termin: Mitte April. Der älteste Marathon mit dem fachkundigsten Publikum, Zeitlimit, Teilnahmebeschränkung. Pauschalangebote von Reiseveranstaltern einholen. Info: Marathon Boston Athletic Ass., 1 Ash St. Hopkinton, MA 01748 www.bostonmarathon.org
- **Paris Marathon** Termin: Ende April. Weil Paris nun mal eine der schönsten Städte der

Welt ist, zählt auch dieser Stadtmarathon zu den attraktivsten überhaupt.
Info: Marathon International de Paris, A.M.S. P., 8 Rue Crozatier, F-75012 Paris, France, Tel. 00 33/1/53 17-03 10, Fax 00 33/1/53 17-03 13

- **London Marathon** Termin: Ende April. Hier kann man laufend Geschichtsunterricht nehmen: Tower, Buckingham Palace, Westminster Abbey. Rund 30 000 Teilnehmer. Günstige Pauschalangebote.
Info: The London Marathon, P.O. Box 12 34, London SE1 8RZ, United Kingdom, Tel. 00 44/171/620-41 17, Fax 00 44/171/620-42 08

- **Big Sur Marathon** Termin: letzter Sonntag im April. Die Strecke von Monterey nach Carmel ist atemberaubend: großartige Natur, immer an der Küstenlinie des Pazifiks entlang. Der Highway N° 1 wird für ein paar Stunden zum attraktivsten Laufsteg der Welt.
Info: Big Sur International Marathon, P.O. Box 22 26 20, Carmel, CA 93922-26200, USA, Tel. 001/408/625-62 26, Fax 001/408/625-21 19 www.bsim.org

- **Bay to Breakers/San Francisco** Termin: dritter Sonntag im Mai. Gilt als der verrückteste Lauf der Welt. Kostümball für Spaßvögel und Freaks, Schwule, Lesben und Elite.
Info: P.O. Box 42 92 00 San Francisco, CA 94142, Tel. 001/415/808-50 00, Extension 22 22

- **Wien Marathon** Termin: letzter Sonntag im Mai. Ein sehr attraktiver Stadtkurs (Start: Schloß Schönbrunn) mitten durch Naturparks, entlang des Donaukanals und durch das Herz der Hauptstadt. Das ORF übeträgt das Rennen live.
Info: Vienna City Marathon, Keplerplatz 12/1/5, A-1100 Wien, Österreich, Tel. 00 43/1/606 95 10, Fax 00 43/1/606 95 40 www.vienna marathon.com

- **Prag Marathon** Termin: letzter Sonntag im Mai. Flache Strecke, auch durch die wunderbare Altstadt.
Info: Prague International Marathon, Zahoranského 3, Praha 2 – 12000, Tschechische Republik, Tel. 004 20/2/29 65 17 oder 004 20/2/29 91 63 oder 004 20/2/29 15 74,

Fax 004 20/2/29 81 97
www.vol.cz/pim

• **Stockholm Marathon** Termin: Anfang Juni. Der älteste europäische Citymarathon (seit 1979), außerordentlich attraktive Strecke durch eine freundliche Stadt am Wasser, perfekte Organisation, würdevolles Finale für jeden Finisher.
Info: Stockholm Marathon,
Box 10023, S-10055 Stockholm,
Schweden,
Tel. 00 46/8/667-19 30,
Fax 00 46/8/664-38 22
www.marathon.se

• **Comrades Marathon/Südafrika** Termin: Juni. Der heimliche Härtetest für wahre Ultras. Anspruchsvoller 90-km-Straßenlauf, 13 000 Teilnehmer.
Info: Comrades Marathon,
P.O. Box 100621, Scottsville,
3209, Natal,
oder: Top Trail Tours,
Tel. 026 85/73 58,
Fax 026 85/82 52

• **Swiss Alpine** Termin: Ende Juli. Schwere Prüfung für Kondition und Gelenke, ca. 70 km, 2 300 Höhenmeter – der Berglaufklassiker.
Info: Swiss Alpine Post Marathon Secretariat, P.O. Box 41,
CH-7270 Davos Platz,
Tel. 00 41/81/416 76 66,
Fax 00 41/81/416 59 51

• **Wachau Marathon** Termin: Mitte September. Führt durch eine der bekanntesten Weinregionen Europas.
Info: OK WACHAUmarathon,
A-3552 Stratzing/Krems,
Am Anblick 17,
Tel. 00 43/27 19/86 80,
Fax 00 43/27 19/87 40

• **Marathon du Médoc** Termin: September. Welliger Kurs um Wein-Châteaus, mit Volksfest und Kostproben an den Getränkestationen. Für manche beginnt danach erst der längste Marathon der Welt.
Info: A.M.C.M. Maison du Vin,
F-33250 Pauillac,
Tel. 00 33/55 65 90 91,
Fax 00 33/556 59 62 38

• **Budapest Marathon** Termin: erster Sonntag im Oktober. Ein klassischer Stadtkurs, der kaum eine der berühmten Attraktionen auslässt: Kettenbrücke, Oper, Zitadelle, Parlament, Margaretheninsel.
Info: Budapest Marathon, Budapest Sport Büro, Postfach 332,
1438 Budapest, Ungarn,
Tel. 00 36/1/267 65 60,
Fax 00 36/1/267 65 61
www.dataware.hu/bsi

- **Marathon Athen** Termin: Oktober. Dem Mythos auf der Spur. Schwerer Kurs, heiß, wenig Zuschauerzuspruch. Pauschalangebote einholen.
Info: ReiseZeit Tourismus,
Tel. 030/422 57 30,
Fax 030/422 57 29
- **Chicago Marathon** Termin: Anfang Oktober. Interessante Schleife durch Chicagos Downtown. Über 30 000 Teilnehmer.
Info: The LaSalle Banks Chicago Marathon, P.O. Box 105 97, Chicago, Il 60610-0597, USA,
Tel. 001/312/243-00 03,
Fax 001/312/243-56 52
www.ChicagoMarathon.com
- **Venedig Marathon** Termin: Ende Oktober. Keine Angst, Sie holen sich da keine nassen Füße.
Info: Marathon Venedig, P.O.B. 3233-30171, Meste Venezia,
Fax 00 39/041 94 03 49
- **New York Marathon** Termin: Anfang November. Stimulierende Kulisse, zwei Millionen Zuschauer, das Laufspektakel – ein Muss für Marathontouristen. Pauschalangebote einholen.
Info: N. Y. Road Runner´s Club,
Tel. 001/212/423-22 44,
Fax 001/212/348-96 14
- **Honolulu-Marathon** Termin: Dezember. Aloha! Vorweihnachtliche, tropische Herausforderung, schwül, schwer. 35 000 Mitläufer, meist Japaner.
Info: Honolulu Marathon Association, 3435 Waialae Avenue, Room 28, Honolulu, HI 96816, USA,
Tel. 001/808/734-72 00,
Fax 001/808/732-70 57
www.honolulumarathon.org
oder: Hawaii Holiday Service,
Tel. 061 81/49 47 71,
Fax 061 81/49 46 23

Informative Internetadressen

Jede Menge Infos und Tipps rund um das Thema »Laufen« bietet das Internet. Für alle, die mal wieder ausgiebig surfen wollen, empfehlen sich die folgenden Adressen:

- www.Marathon.de
- www.lauftreff.de
- www.runnersworld.com
- www.herbertsteffny.via.t-online.de
- www.frauen-lauf.de
- www.womens-running.com
- www.runtheplanet.com
- www.fun-runners.de
- www.runnerspoint.de
- www.laufexperten.de
- www.womenweb.de

van Aaken, E.: Programmiert für hundert Lebensjahre. Pohl Verlag. Celle 1978

Diem, C.-J.: Tips für Laufanfänger. Meyer & Meyer Verlag. Aachen 1987

Ellis, J.: Laufen ohne Risiko. BLV Verlag. München 1995

Fischer, J.: Der lange Lauf zu mir selbst. Kiepenheuer & Witsch Verlag. Köln 1999

Geiger, L. V.: Überlastungsschäden im Sport. BLV Verlag. München 1997

Hottenrott, K./Zülch, M.: Ausdauertrainer Laufen. Rowohlt Verlag. Reinbek 1997

Jost, H.: Laufen – Handbuch für Sport und Fitness. Rowohlt Verlag. Reinbek 1992

Konopka, P.: Sporternährung. BLV Verlag. München 1988

Krämer, H./Zobel, K.: Marathon – Ein Lauflesebuch in 42,195 Kapiteln, Rowohlt Verlag. Reinbek 1995

Kuhlmann, D. (Hrsg.): Das LaufLESEbuch. Meyer & Meyer Verlag. Aachen 1993

Müller-Wohlfahrt, H.-W./Kübler, U.: Hundert Prozent fit und gesund. Bruckmann Verlag. München 1993

Pollmer, U./Fock, A./Gonder, U./Haug, K.: Prost Mahlzeit! Krank durch gesunde Ernährung. Kiepenheuer & Witsch Verlag. Köln 1996

Pramann, U.: Faszination Marathon. Heyne Verlag. München 1992

Pramann, U.: Kleine Philosophie der Passionen – Laufen. dtv Verlag. München 1998

Pramann, U.: Lauf dich schlank! Südwest Verlag. München 2001

Richter, K.: Meditation und Laufen. Deutsches Lauftherapiezentrum. Paderborn 1995

Shephard, R. J./Astrand, P.-O. (Hrsg.): Ausdauer im Sport. Dtsch. Ärzte Verlag. Köln 1993

Spring, H. et. al: Dehn- und Kräftigungsgymnastik. Thieme Verlag. Stuttgart, New York 1988

Steffny, H./Pramann, U.: Perfektes Marathontraining. Südwest Verlag. München 2001

Steffny, M: Marathontraining. Verlag H. Schmidt. Mainz 1996

Steffny, M: Die schönsten Marathonstrecken in aller Welt. Sport Verlag. Berlin 1992

Weber, A.: Seelisches Wohlbefinden durch Laufen. sportinform. Unterhaching 1985

Wessinghage, T.: Laufen. BLV Verlag. München 1996

Zintl, F.: Ausdauertraining. BLV Verlag. München 1994

Über die Autoren

Herbert Steffny ist Diplombiologe und war 13facher Deutscher Meister in verschiedenen Laufdisziplinen. Er gewann den Jubiläumsmarathon der Masters Class in Bosten. Heute leitet er Laufseminare.

Ulrich Pramann, Absolvent der Deutschen Journalistenschule, beschäftigt sich seit vielen Jahren als Redakteur, Reporter, Fernsehmoderator und Buchautor mit den Themen Sport, Gesundheit, Fitness und Karriere. Er war Chefredakteur und Herausgeber des Magazins FIT FOR FUN.

Hinweis

Das vorliegende Buch ist sorgfältig erarbeitet worden. Dennoch erfolgen alle Angaben ohne Gewähr. Weder Autoren noch Verlage können für eventuelle Nachteile oder Schäden, die aus den im Buch gegebenen praktischen Hinweisen resultieren, eine Haftung übernehmen.

Bildnachweis

Bongarts, Hamburg: 22, 80, 100 (N.N.); Image Bank, München: 12 (Alan Becker); Jump, Hamburg: 4 (N.N.); Mauritius, Mittenwald: 8 (age), 86, 88 (E. Gebhardt); Steffny Herbert, Titisee: 97; Zefa, Düsseldorf: 34 (Index-Stock), 50 (Masterfile)

Impressum

Der Südwest Verlag ist ein Unternehmen der Econ Ullstein List Verlag GmbH & Co. KG, München.

2. Auflage 2002

• Südwest Verlag

Redaktionsleitung:
Dr. med. Christiane Lentz
Bildredaktion:
Sabine Weber, A.T. Birkenholz
Produktion: Manfred Metzger (Leitung), Annette Aatz, Monika Köhler
DTP/Grafik: Dr. Alex Klubertanz

• Fit for Fun Verlag

Chefredakteur: Andreas Hallaschka
Verlagsleitung: Petra Linke
Titelgestaltung. Dennis Middelmann, Katja Kühl-Decker unter Verwendung eines Fotos von Mauritius, Mittenwald (N.N.)

Druck und Bindung:
Druckerei Uhl, Radolfzell

Gedruckt auf chlor- und säurearmem Papier

ISBN 3-517-06525-0

Register